KAIQUE AURELIO

*TDAH na Vida Adulta:*

*Como Lidar e Viver Plenamente*

li o Kai queAuré

## Sumário

## Introdução

O Transtorno de Déficit de Atenção e Hiperatividade (TDAH) é uma condição neurológica que muitas vezes é associada à infância, mas que pode persistir na vida adulta. Para aqueles que vivenciam os desafios do TDAH durante toda a sua trajetória, a vida adulta pode trazer novas responsabilidades e demandas, tornando a gestão da condição ainda mais complexa. No entanto, é essencial destacar que, com o tratamento adequado e o desenvolvimento de estratégias personalizadas, é possível não apenas lidar com o TDAH, mas também viver plenamente e alcançar o sucesso em diversos aspectos da vida.

Este eBook tem como objetivo oferecer um guia abrangente e prático para adultos com TDAH, bem como para seus familiares, amigos e profissionais de saúde. Queremos fornecer informações atualizadas, dicas eficazes e histórias inspiradoras que auxiliem na compreensão do TDAH na vida adulta e ofereçam ferramentas para lidar com seus sintomas e desafios.

li o

Nos capítulos seguintes, exploraremos as características do TDAH na vida adulta, desde sua identificação e diagnóstico até as estratégas de tratamento e

Kai queAuré

gerenciamento. Abordaremos questões como aprimorar a concentraçã e o

foco, organizar o tempo e gerenciar tarefas de forma eficiente, ldar cm a impulsividade e a sobrecarga snsorial, além de como desenvolver habilidades sociais e fortalecer relacionamntos intepessoais.

Ao longo deste eBook, você ncontrará informações baseadas em evidências, combinds com experiências rais e conselhos práticos de especialistas em saúde mentl. Entendemos qecada pessoa com TDAH é única, e, portanto, encorajmos doção de abordagens individualizadas para lidar com essa condição.

Acima de tudo, queremos que este eBook seja uma fonte de inspiração e apoio para aqueles que enfrentam o TDAH na vida adulta. Acreditamos que, com conhecimento, autocompaixão e uma abordagem positiva, é possível viver plenamente e alcançar o potencial máximo, transformando os desafios em oportunidades de crescimento e superação.

Agora, convidamos você a embarcar nessa jornada de descoberta e aprendizado sobre o TDAH na vida adulta. Esperamos que este guia seja uma ferramenta valiosa para ajudá-lo a navegar pelas complexidades da condição e a desenvolver um caminho de vida pleno e bem-sucedido. Vamos começar essa jornada juntos!

## Capítulo 1: Entendendo o TDAH na Vida Adulta

Entendendo o TDAH na Vida Adulta

O Transtorno do Déficit de Atenção com Hiperatividade (TDAH) é uma condição neuropsiquiátrica que afeta milhões de pessoas em todo o mundo. Embora seja frequentemente associado à infância, é essencial compreender que o TDAH pode persistir e continuar a impactar a vida de indivíduos na fase adulta.

Diferentemente da imagem tradicional do TDAH como uma condição exclusivamente relacionada à hiperatividade e impulsividade, na vida adulta, os sintomas podem se manifestar de maneira mais sutil e variada. A desatenção torna-se um traço mais evidente, e o indivíduo pode enfrentar dificuldades para manter o foco em tarefas cotidianas, estudos ou trabalho.

Os adultos com TDAH podem sentir uma sensação constante de desorganização e falta de controle sobre suas responsabilidades, levand a problemas de gerenciamento de tempo e tarefas. Além disso, podem apresentar impulsividade em suas decisões, o que pode infuencar

Kai queAuré

negativamente suas relações pessoais e pofissionais.

As implicações do TDAH na vida adlta podem ser ampas e afetar diversos aspectos da vida do indivído, incluindo sa autoestima, desempenho acadêmico ou profissional, qalidade dos elacionamentos e saúde emocional.

O diagnóstico preciso do TDAH na vida adulta requer uma avaliação criteriosa realizad por profssionais especializados, como psicólogos, psiquiatras ou neurologists. É essencial considerar a história médica do paciente, bem como os sintoms reltados e suas consequências na vida cotidiana.

Uma vez diagnosticado, é fundamental que o indivíduo receba o suporte adequado para lidar com os desafios do TDAH na vida adulta. Estratégias de autogerenciamento, terapias específicas e, em alguns casos, a prescrição de medicamentos podem ser recomendadas para auxiliar na administração dos sintomas e no desenvolvimento de habilidades para uma vida mais equilibrada e realizada.

É importante lembrar que cada pessoa com TDAH é única, e os sintomas e desafios enfrentados podem variar significativamente de um indivíduo para outro. Não existe uma abordagem única que funcione para todos, por isso é essencial desenvolver um plano personalizado de acordo com as necessidades e metas específicas de cada pessoa.

Ao entender o TDAH na vida adulta, podemos abrir caminho para uma maior

4 / 106

compreensão, empatia e conscientização sobre essa condição. Com apoio, autoconhecimento e a busca por estratégias eficazes, é possível enfrentar os desafios do TDAH e construir uma vida adulta plena e gratificante.

Diante dos desafios apresentados pelo TDAH na vida adulta, é essencial buscar informações e conhecimentos atualizados sobre a condição. Educar-se sobre o transtorno e seus efeitos pode ajudar tanto as pessoas com TDAH quanto suas famílias e amigos a compreenderem melhor as dificuldades enfrentadas.

Além disso, é importante enfatizar que o TDAH não é uma falha de caráter ou resultado de falta de esforço. É uma condição neurológica que envolve diferenças no funcionamento do cérebro, afetando a regulação da atenção, impulsividade e controle emocional. Portanto, o autojulgamento severo não é produtivo e pode agravar os sintomas.

Buscar suporte emocional e profissional é fundamental para aqueles que

li o

vivenciam o TDAH na vida adulta. Terapeutas especializados em TDAH pdem

fornecer orientação personalizada, ajudando os indivíduos a desenvlverem estratégias de enfrentamento eficazes, melhorar a autoestima e trabalhar

Kai queAuré

questões emocionais relacionadas.

Além disso, a adoção de mudanças no estilo de vida pode ser benéfica para minimizar os efeitos do TDAH. prática regla de exercícios físicos, técnicas de relaxamento, meditação e ma alimentação balanceada podem contribuir para o bem-estr geral e axiliar na administração dos sintomas.

O uso de ferrmentas e técnicas de gerenciamento de tempo e organização também pode ser valioso para adultos com TDAH. Planners, aplicativos e estratégis de planejamento podem ajudar a estabelecer rotinas mais estruturadas e produtivas.

Além disso, o estabelecimento de metas realistas e a celebração das conquistas, por menores que sejam, podem incentivar o progresso contínuo e a motivação para enfrentar os desafios do TDAH.

Em suma, compreender o TDAH na vida adulta é o primeiro passo para aprender a lidar com suas implicações e desfrutar de uma vida mais plena e equilibrada. A busca por conhecimento, apoio emocional e a implementação de estratégias práticas podem fazer uma grande diferença na qualidade de vida das pessoas com TDAH, permitindo-lhes alcançar seu potencial máximo e viver de forma mais gratificante. Com dedicação, paciência e aceitação de si mesmo, é possível enfrentar os desafios do TDAH e aproveitar todas as oportunidades que a vida adulta tem a oferecer.

5 / 106

## Capítulo 2: Diagnóstico e Identificação

O diagnóstico e a identificação correta do Transtorno do Déficit de Atenção com Hiperatividade (TDAH) na vida adulta são fundamentais para garantir o acesso a tratamentos adequados e estratégias de enfrentamento eficazes.

Identificar o TDAH em adultos pode ser um desafio, uma vez que os sintomas podem ser mais sutis e menos evidentes do que na infância. Além disso, muitos adultos podem ter desenvolvido mecanismos de compensação ao longo dos anos, o que torna a identificação mais complexa.

O primeiro passo para o diagnóstico é buscar a ajuda de um profissional de saúde especializado em TDAH, como um psicólogo, psiquiatra ou neurologista. Esse profissional realizará uma avaliação detalhada, que inclui entrevistas clínicas, histórico médico, observação de comportamentos e a coleta de informações de familiares ou pessoas próximas.

li o

É importante relatar ao profissional quaisquer sintomas e difculdades que você tem enfrentado. A desatenção, impulsividade e hiperatividade sã aspects

Kai queAuré

importantes a serem considerados, mas tambm relevante mencinar como esses sintomas afetam seu trabalho, estdos, elacionamentos e vida ctidiana.

Para um diagnóstico adeado, o profissional deve excluir a possibilidade de outros problemas de saúd o condições médicas que possam apresentar sintoms semelhantes ao TDAH. Também é importante verificar se os sintomas estão relciondos a otras qstões emocionais, como ansiedade, depressão ou estresse crônco.

Além d vlição clínica, o diagnóstico pode ser complementado por instrumentos de avaliação específicos para o TDAH, como questionários validados e escalas de avaliação de sintomas.

Uma vez que o diagnóstico seja realizado, o profissional pode discutir as melhores opções de tratamento e manejo dos sintomas. Em alguns casos, o tratamento pode envolver terapia comportamental, terapia cognitivo comportamental ou terapia de habilidades sociais. Em outras situações, o uso de medicamentos pode ser recomendado para ajudar a controlar os sintomas do TDAH.

É importante lembrar que o diagnóstico de TDAH na vida adulta não é um rótulo negativo, mas sim um caminho para entender melhor as dificuldades enfrentadas e buscar o suporte adequado. Com o diagnóstico correto e o tratamento adequado, é possível desenvolver estratégias para lidar com os desafios do TDAH e construir uma vida adulta plena e bem-sucedida.

6 / 106

Além do tratamento profissional, é importante que os adultos com TDAH busquem informações sobre o transtorno e participem ativamente do processo de autodescoberta e autocuidado. Entender melhor o TDAH e como ele afeta sua vida pode fornecer uma base sólida para a adoção de estratégias específicas e personalizadas para lidar com os sintomas.

Participar de grupos de apoio ou comunidades online dedicados ao TDAH pode ser extremamente benéfico. Nessas comunidades, os adultos com TDAH podem compartilhar experiências, obter conselhos práticos e sentir-se compreendidos por pessoas que enfrentam desafios semelhantes. A troca de experiências e a conexão com outros indivíduos podem proporcionar um senso de pertencimento e motivação para enfrentar as dificuldades.

Outro aspecto importante é a educação dos familiares e amigos sobre o TDAH na vida adulta. Ao compartilhar informações sobre o transtorno com as pessoas próximas, é possível criar um ambiente de apoio e compreensão, o que contribui significativamente para a qualidade de vida do adulto com TDAH.

1 i

A prática de técnicas de gerenciamento de estresse e reaxamento também

Kai queAuré

pode ser útil na vida do adulto com TDAH. A meditação, yoga, exercícios de

respiração e outras atividades que promovam a calma e a atenção plena podem ajudar a lidar com a ansidade e a impulsividade, auxlando no controle emocional.

Não há um bordagem única para lidar com o TDAH na vida adulta, e é fundamentl lembrar e o progrsso pode ocorrer em um ritmo individual. Pequens mudnças no dia a dia podem fazer uma grande diferença ao longo do tempo. A persstência, a paciência e a autocompaixão são essenciais nessa jornada de utodescoberta e desenvolvimento pessoal.

Enfrentar o TDAH na vida adulta pode ser desafiador, mas também pode ser uma oportunidade para se conhecer melhor, desenvolver habilidades de autogestão e aprender a tirar proveito dos talentos e potencialidades únicas que cada pessoa possui.

Em resumo, o diagnóstico e a identificação correta do TDAH na vida adulta são cruciais para encontrar a melhor forma de lidar com os sintomas e melhorar a qualidade de vida. Com apoio, conhecimento e dedicação, é possível construir uma vida adulta plena e gratificante, aproveitando todas as possibilidades que ela oferece. Encare o TDAH como um aspecto importante, mas não limitante, de sua jornada e siga em frente, com coragem e determinação, em busca de uma vida mais equilibrada e realizada.

Diante do desafio de lidar com o TDAH na vida adulta, é

fundamental lembrar



que cada indivíduo possui uma trajetória única e recursos pessoais que podem ser desenvolvidos para enfrentar as dificuldades. A autocompaixão e a aceitação de si mesmo são elementos cruciais nessa jornada.

Buscar equilíbrio em todas as áreas da vida é um objetivo valioso. Desenvolver uma rotina estruturada, com momentos dedicados ao trabalho, lazer, cuidados pessoais e descanso, pode ajudar a minimizar o estresse e a aumentar a sensação de bem-estar.

Construir um sistema de apoio sólido também é uma peça-chave para lidar com o TDAH na vida adulta. Conversar abertamente com amigos, familiares ou parceiros sobre suas necessidades e desafios pode proporcionar um ambiente de suporte e compreensão, tornando a jornada mais leve e encorajadora.

Além disso, o papel dos profissionais de saúde e terapeutas especializados é fundamental. Eles podem fornecer orientações específicas, ensinar habilidades de enfrentamento, monitorar o progresso e ajustar as estratégias conforme necessário. l i

Kai queAuré

No entanto, é essencial lembrar que o TDAH tambm pode trazer aspectos

positivos e vantagens únicas. A criatividade, a capacidade de pensar de forma não convencional e a habilidade d se hipe focar em interesses específicos são características comuns em pssoas com TDAH, que podem ser aproveitadas como vantagens em diferents contextos.

Ao entender o TDAH na vida adulta e suas nuances, é possível transformar desafios em oportunidades de crescimento e autodescoberta. A busca contínua por aprendizdo e o investimento na construção de habilidades práticas são elementos chve para potencializar os talentos e superar as dificuldades.

Enfrentar o TDAH na vida adulta é uma jornada de autodescoberta, crescimento e superação de obstáculos. Com apoio, dedicação e uma atitude positiva, é possível não apenas lidar com os sintomas, mas também prosperar e alcançar uma vida adulta gratificante e realizada.

Lembre-se de que você é muito mais do que o TDAH. Sua jornada é única e valiosa, e cada passo em direção ao autoconhecimento e à aceitação pode abrir caminhos para uma vida adulta plena, com conquistas e significado. Compreender e abraçar sua singularidade são as chaves para viver a vida ao máximo, desfrutando de todas as possibilidades que ela oferece. Em frente, com coragem e determinação, rumo a uma vida adulta mais consciente e realizada!



## Capítulo 3: Estratégias de Autogerenciamento

Estratégias de Autogerenciamento para o TDAH na Vida Adulta

O autogerenciamento é uma ferramenta poderosa para adultos com TDAH, permitindo que desenvolvam habilidades para enfrentar os desafios diários e melhorar sua qualidade de vida. Aqui estão algumas estratégias práticas para ajudar a lidar com os sintomas do TDAH na vida adulta:

1. Organização e Planejamento: Criar rotinas e listas de afazeres pode ajudar a manter o foco e a evitar distrações. Utilize agendas, aplicativos de gerenciamento de tarefas ou lembretes para acompanhar compromissos e prazos.

2. Estabeleça Prioridades: Identifique tarefas importantes e estabeleça

prioridades. Divida as tarefas em partes menores e concentre-se em uma de cada vez, evitando a sobrecarga mental. li o

3. Ambiente de Trabalho Organizado: Crie um ambiente de trabalh limp e

Kai queAuré

organizado. Isso pode reduzir distrações e facilitar o foco nas atvdades. 4. Hiperfoco Consciente: Aprovit os momentos de hiperfoco, quando a

atenção está altamente concntrada em ma atividade específica. Identifique esses momentos e utilize-os d forma prodtiva.

5. Técnics de Gerenciamnto do Tempo: Use técnicas como a técnica Pomodoro, onde você trabalha por um período concentrado e faz pausas curtas, pr mnter o foco e a produtividade.

6. Prática de Mindfulness: A meditação e a atenção plena podem ajudar a reduzir a impulsividade e melhorar a capacidade de se concentrar no momento presente.

7. Exercícios Físicos: Pratique atividades físicas regularmente, pois elas podem liberar endorfinas e melhorar a concentração e o humor.

8. Estabeleça Limites: Defina limites para si mesmo, seja em relação ao uso de dispositivos eletrônicos, horas de trabalho ou outras atividades que possam prejudicar o seu equilíbrio.

9. Reforço Positivo: Celebre suas conquistas e progressos, mesmo que pequenos. O reforço positivo ajuda a manter a motivação e o bem-estar emocional.

9 / 106

10. Terapia e Suporte Profissional: Busque aconselhamento de profissionais especializados em TDAH, que podem oferecer orientações e ferramentas personalizadas para enfrentar os desafios.

Lembre-se de que cada indivíduo é único, e as estratégias de autogerenciamento podem variar de acordo com as necessidades e preferências de cada um. Experimente diferentes abordagens e adapte-as para que se alinhem ao seu estilo de vida e objetivos.

O autogerenciamento do TDAH na vida adulta é uma jornada de aprendizado contínuo. Com paciência, prática e comprometimento, é possível desenvolver habilidades valiosas para enfrentar os desafios do TDAH e desfrutar de uma vida adulta mais organizada, produtiva e satisfatória.

11. Autocompaixão: Cultive a autocompaixão, entendendo que ninguém é perfeito e que enfrentar desafios é parte da jornada de vida. Seja gentil consigo mesmo, reconhecendo seus esforços e valorizando suas conquistas, por menores que sejam. l i

Kai queAuré

12. Redes de Apoio: Busque apoio em familiares, amigos ou grupos de apoio

que compreendam o TDAH. Compartilha expeiências e receber suporte emocional pode fazer toda a difrnça na sa jonada.

13. Estratégias de Comnicação: Comniqe suas necessidades e desafios aos outros de form clara e assrtiva. Isso ajdará a criar um ambiente mais compreensivo e solidário ao su rdor.

14. Aprendendo com os Erros: Encare os erros como oportunidades de aprendizdo e crescimento. Em vez de se culpar por falhas, analise o que pode ser melhorado e use essas experiências para se aprimorar.

15. Descanso e Recuperação: Respeite o seu corpo e mente, garantindo um tempo adequado para descanso e recuperação. Uma boa qualidade de sono é essencial para o funcionamento adequado do cérebro.

16. Definindo Limites de Estímulo: Evite sobrecargas de estímulos e distrações. Reduza o ruído visual e auditivo em seu ambiente para facilitar a concentração e o foco.

17. Técnicas de Relaxamento: Pratique técnicas de relaxamento, como respiração profunda, ioga ou massagem, para ajudar a aliviar o estresse e a ansiedade.

18. Aprendendo com Sucesso: Identifique as situações em que você teve



sucesso em lidar com o TDAH e utilize essas experiências como modelos para enfrentar novos desafios.

19. Tenha Flexibilidade: Esteja aberto a ajustar suas estratégias conforme necessário. Nem tudo funcionará perfeitamente o tempo todo, e estar disposto a fazer adaptações é uma habilidade valiosa.

20. Celebre suas Conquistas: Reconheça e comemore suas realizações, por menores que sejam. Cada passo em direção ao autogerenciamento do TDAH é uma vitória que merece ser celebrada.

Lidar com o TDAH na vida adulta pode ser desafiador, mas também é uma oportunidade para desenvolver habilidades de autogerenciamento e autoconhecimento. Com dedicação e comprometimento, é possível encontrar estratégias que funcionem melhor para você e, aos poucos, alcançar uma maior sensação de controle e bem-estar.

li o

Lembre-se de que você não está sozinho nessa jornada. Busque ajuda, aprenda com suas experiências e tenha paciência consigo mesmo. Com o temp e a

Kai queAuré

prática, você poderá aproveitar todo o seu potencial e viver uma vda adulta plena e realizada, aproveitando cada momento com mais equlíbr e satisfação.



## Capítulo 4: Relacionamentos Interpessoais

Relacionamentos Interpessoais e o TDAH na Vida Adulta

Os relacionamentos interpessoais desempenham um papel fundamental na vida de qualquer adulto, e para aqueles que enfrentam o TDAH, compreender e gerenciar essas interações pode ser especialmente significativo. Aqui estão algumas estratégias para melhorar os relacionamentos enquanto se lida com o TDAH na vida adulta:

1. Comunicação Aberta: Estabeleça uma comunicação aberta e honesta com seus familiares, amigos e parceiros. Explique como o TDAH afeta você e como eles podem apoiá-lo nessa jornada.

2. Educação sobre o TDAH: Forneça informações sobre o TDAH para as pessoas

próximas a você. Quanto mais eles entenderem a condição, melhor poderão oferecer apoio e empatia. li o

3. Praticar a Escuta Ativa: Ouça atentamente o que os outros têm a dizer,

Kai queAuré

demonstrando interesse genuíno. A escuta ativa fortalece os aça interpessoais e melhora a compreensão mútua.

4. Evitar Julgamentos: Lembr-s de qecada pessoa tem seus próprios desafios e limtações. Evite fazr julgamentos pecipitados e adote uma postura empátic e respetosa.

5. Seja Orgnzdo nos Compromissos: Cumprir com os compromissos estabelecidos é fundamental para construir confiança nos

relacionamentos. Utilize ferrmentas de lembrete para se manter organizado.

6. Aceitar a Ajuda: Não tenha receio de pedir ou aceitar ajuda quando necessário. Os relacionamentos são uma via de mão dupla, e o apoio mútuo é essencial.

7. Respeitar as Diferenças Individuais: Reconheça que cada pessoa é única, e suas necessidades e formas de lidar com o TDAH podem ser diferentes. Respeite as diferenças individuais e evite comparações.

8. Gerenciar Impulsividade: Ao sentir impulsos fortes, respire profundamente antes de agir ou falar. Essa pausa pode ajudar a evitar respostas impulsivas que possam prejudicar os relacionamentos.

9. Ser Responsável: Assuma a responsabilidade por suas ações e escolhas. Quando errar, reconheça seus equívocos e esteja disposto a aprender e crescer.

12 / 106

10. Oferecer Apoio: Demonstre apoio e compreensão para os outros em suas dificuldades. Relacionamentos saudáveis são construídos sobre o suporte mútuo.

11. Fortalecer o Empatia: Coloque-se no lugar do outro e procure entender seus sentimentos e perspectivas. A empatia fortalece os laços emocionais e facilita a resolução de conflitos.

12. Estar Presente no Relacionamento: Dedique tempo de qualidade para estar presente e envolvido nos relacionamentos. Isso ajuda a criar conexões mais significativas e duradouras.

13. Focar nos Aspectos Positivos: Valorize os aspectos positivos dos

relacionamentos, destacando o que é especial e enriquecedor em cada vínculo.

14. Estimular o Diálogo Aberto: Incentive a comunicação aberta e

franca nos relacionamentos, permitindo que todos se expressem
livremente.li o

15. Cuidar de Si Mesmo: Cuide da sua saúde física e emocional,
psestar bem

Kai queAuré

consigo mesmo contribui para relacionamentos mais equiibrados e

harmoniosos.

A compreensão, a paciência o rspeito mútuo são pilares essenciais
para construir e manter relacionamntos sadáveis enquanto se lida
com o TDAH na vida adult. Ao trabalhar em conjunto com as
pessoas próximas, é possível criar um ambiente de apoio e acitação
que promova o bem-estar emocional e enriqueç experência de viver
com TDAH. Lembre-se de que relacionmentos sgnificativos são uma
parte valiosa da vida adulta e podem ser um fonte vliosa de apoio e
crescimento pessoal.

16. Estabelecer Limites Saudáveis: Defina limites claros e saudáveis
nos relacionamentos. Saiba dizer "não" quando necessário,
respeitando suas próprias necessidades e prioridades.

17. Resolver Conflitos Construtivamente: Encare os conflitos como
oportunidades para crescer e aprender juntos. Aborde as questões
com calma e disposição para encontrar soluções que sejam
satisfatórias para ambas as partes.

18. Reconhecer o Esforço do Outro: Valorize o esforço que as
pessoas próximas fazem para compreender e apoiar você em relação
ao TDAH. Agradecer e reconhecer essas ações reforça a conexão e a
reciprocidade.

19. Saber Pedir Ajuda: Esteja disposto a pedir ajuda quando precisar,
seja para

13 / 106

lidar com situações desafiadoras do TDAH ou para enfrentar outras
questões pessoais.

20. Desenvolver a Empatia para Consigo Mesmo: Pratique a empatia
também em relação a si mesmo. Seja compassivo consigo mesmo
quando enfrentar dificuldades, lembrando-se de que todos têm altos
e baixos.

21. Respeitar a Individualidade: Reconheça que cada pessoa tem
seus próprios ritmos e necessidades. Respeitar a individualidade dos
outros contribui para relações mais saudáveis e enriquecedoras.

22. Demonstrar Interesse Genuíno: Mostre interesse genuíno nas
vidas e interesses das pessoas próximas a você. Faça perguntas, ouça
atentamente e compartilhe momentos de conexão emocional.

23. Perdoar e Pedir Perdão: Esteja aberto ao perdão e à reconciliação
quando

li o

surgirem desentendimentos. Pedir perdão quando for necessário e
perdar os outros ajuda a fortalecer os laços interpessoais.

Kai queAuré

24. Cultivar a Paciência: Aprenda a ser paciente com os outros e cm
vcê

mesmo. Reconheça que mudanças e crescimento pessoa podem levar
tempo e dedicação.

25. Aproveitar as Conexões Positivas: Valoize as pessoas que o
apoiam incondicionlmente e e nriqucem sa vida. Aproveite as
conexões positivas pr nutrr relacionamntos significativos.

26. Aprender com os Relacionamentos: Encare os relacionamentos
como oportuniddes para aprender sobre si mesmo e sobre os outros.

Cada interação traz consigo valiosas lições de crescimento pessoal.

27. Praticar a Compreensão: Esteja disposto a compreender as diferentes perspectivas das pessoas ao seu redor. A diversidade de opiniões pode enriquecer a vida e proporcionar novas aprendizagens.

28. Celebrar Conquistas Conjuntas: Celebre juntos as conquistas e realizações, sejam elas pequenas ou grandes. Compartilhar momentos de sucesso fortalece os vínculos emocionais.

Ao aplicar essas estratégias no cotidiano, é possível aprimorar os relacionamentos interpessoais, desenvolvendo conexões mais profundas e significativas. Lembre-se de que os relacionamentos são uma via de mão dupla, e investir tempo e esforço na construção de conexões saudáveis pode contribuir para uma vida adulta mais gratificante e equilibrada, mesmo diante

14 / 106

dos desafios do TDAH. Valorize cada pessoa que faz parte da sua trajetória e cultive relações baseadas em respeito, empatia e amor, pois são esses laços que tornam a vida mais rica e repleta de significado.

li o Kai queAuré

15 / 106

**Capítulo 5: Fortalecendo a Saúde Mental e Emocional**

Fortalecendo a Saúde Mental e Emocional com o TDAH na Vida Adulta

A saúde mental e emocional é fundamental para uma vida adulta equilibrada e bem-sucedida, especialmente quando se lida com o TDAH. Aqui estão algumas estratégias para fortalecer sua saúde mental e emocional enquanto enfrenta os desafios do TDAH:

1. Busque Ajuda Profissional: Procure o suporte de profissionais de

saúde mental, como psicólogos ou terapeutas especializados em TDAH. A terapia pode proporcionar um espaço seguro para explorar sentimentos, aprender estratégias de enfrentamento e promover o autoconhecimento.

2. Pratique a Autocompaixão: Seja gentil consigo mesmo e evite o autocrítico

severo. Lembre-se de que todos enfrentam desafios, e a autocompaixão ajuda a desenvolver uma atitude mais positiva em relação a silmesmo.i o

3. Desenvolva Hábitos de Cuidado Pessoal: Dedique tempo para cuidar de si

Kai queAuré

mesmo, seja através de hobbies, exercícios, meditação ou outras atividades que proporcionem relaxamento e bem-estar.

4. Estabeleça Limites e Prioridads: Defina limites claros em suas responsabilidades e aprenda a dizr "não" qando necessário. Priorize suas tarefas e foco em atividads q s alinhem com seus objetivos e valores.

5. Cultive Relções Sadáveis: Mantenha conexões com pessoas que o apoiam e compreendem sua jornada com o TDAH. Relacionamentos positivos podem ser um fonte vliosa de suporte emocional.

6. Aprenda Técnicas de Gerenciamento do Estresse: Pratique técnicas de gerenciamento do estresse, como a respiração profunda, a meditação ou o relaxamento progressivo, para reduzir a ansiedade e aumentar a sensação de calma.

7. Pratique o Mindfulness: A atenção plena pode ajudar a reduzir a impulsividade e melhorar o foco no momento presente, diminuindo a preocupação com o passado ou o futuro.

8. Encontre Satisfação no Momento Presente: Valorize pequenos

momentos de alegria e gratidão no dia a dia, cultivando uma perspectiva positiva.

9. Defina Objetivos Realistas: Estabeleça metas alcançáveis e celebre cada progresso. Isso ajuda a manter a motivação e a autoestima elevadas.

16 / 106

10. Reconheça suas Conquistas: Valorize suas realizações, por menores que sejam, e reconheça seus esforços em enfrentar os desafios do TDAH.

11. Evite a Comparação: Evite comparar-se com os outros e suas conquistas. Cada pessoa tem sua própria jornada, e o foco deve ser no crescimento pessoal, não em competições.

12. Pratique a Resiliência: Encare os obstáculos como oportunidades de aprendizado e crescimento. A resiliência o ajudará a superar as adversidades com mais força e determinação.

13. Procure Momentos de Alegria: Busque atividades ou hobbies que lhe tragam alegria e satisfação. Esses momentos podem ser um antídoto contra o estresse e a negatividade.

14. Seja Paciente Consigo Mesmo: Aprenda a aceitar que a jornada para

li o

fortalecer a saúde mental e emocional é contínua e que cada pass imprta. 15. Celebre a Jornada: Aprecie a evolução e o progresso acançads em sua

Kai queAuré

jornada de autodescoberta e autogerenciamento com o TDAH.

Fortalecer a saúde mental mocional é mpocesso contínuo, e cada pessoa pode encontrar estratégias q mlhor se adaptem às suas necessidades e personalidade. Lembre-se d qu é impotante cuidar de si mesmo e buscar o apoio necessáro para enfrntar os desafios do TDAH com coragem e resiliênci. Com dedicação comprometimento em fortalecer sua saúde mental, você estará constrindo as bases para uma vida adulta mais gratificnte, com bem-estar emocional e uma maior sensação de realização pessoal.

16. Foco no Autodesenvolvimento: Esteja aberto ao crescimento pessoal e ao aprendizado contínuo. Busque oportunidades de desenvolver suas habilidades, talentos e conhecimentos, fortalecendo sua autoconfiança.

17. Gerencie as Expectativas: Evite se cobrar em excesso ou se sentir pressionado por expectativas irreais. Estabeleça metas alcançáveis e aprenda a reconhecer seus esforços, independentemente dos resultados finais.

18. Busque Momentos de Diversão: Reserve momentos para se divertir e relaxar, seja sozinho ou em companhia de outras pessoas. Aproveite atividades que lhe tragam prazer e ajudem a aliviar o estresse.

19. Identifique Gatilhos Emocionais: Reconheça situações ou pensamentos que podem desencadear emoções negativas ou comportamentos impulsivos.

17 / 106

Aprenda a lidar com esses gatilhos de forma saudável.

20. Aprenda com os Erros: Encare os erros como oportunidades de aprendizado e crescimento. Em vez de se sentir derrotado, use essas experiências para se fortalecer e progredir.

21. Estabeleça Rotinas Saudáveis: Tenha uma rotina diária equilibrada, com horários regulares para alimentação, sono e atividades físicas. Isso pode ajudar a melhorar seu humor e bem-estar geral.

22. Cuide da Saúde Física: O cuidado com o corpo também é importante para a saúde mental. Pratique atividades físicas regularmente, alimente-se de forma balanceada e cuide da sua saúde física como um todo.

23. Aproveite a Natureza: Passe algum tempo ao ar livre e conecte-se com a natureza. A contemplação da natureza pode ser um recurso poderoso para acalmar a mente e aliviar o estresse. li o

24. Pratique a Gratidão: Reconheça e aprecie as coisas positvas em sua vida. A

Kai queAuré

prática da gratidão pode ajudar a cultivar uma perspectiva mas psitiva e grata.

25. Evite o Isolamento: Embora sja impotante ter momentos de solidão para autoreflexão, evite o isolamnto xcessivo. Mantenha-se conectado com os outros e busque interações sociais sadáveis.

26. Reserve Tempo para o Lazr: Ddique tempo para hobbies, interesses e atividades que lhe tragam prazer. O lazer é uma forma valiosa de recarregar as energias e encontrar euilíbrio.

27. Desenvolva Resolução de Problemas: Aprenda a identificar problemas e buscar soluções eficazes. Resolver problemas de forma criativa pode aumentar sua confiança e autoeficácia.

28. Valorize a Busca do Bem-Estar: Priorize sua saúde mental e emocional como uma parte essencial do seu bem-estar geral. Reconheça que cuidar de si mesmo é um investimento valioso para uma vida adulta mais plena e significativa.

Fortalecer a saúde mental e emocional requer esforço e dedicação contínuos, mas os benefícios são inestimáveis. Ao implementar essas estratégias em sua vida, você estará construindo uma base sólida para lidar com os desafios do TDAH na vida adulta com maior resiliência, equilíbrio emocional e satisfação pessoal. Lembre-se de que é uma jornada de autodescoberta e autotransformação, e cada passo em direção ao fortalecimento da saúde



mental e emocional é um valioso investimento em si mesmo e em uma vida adulta mais feliz e saudável.

29. Aprenda a Reconhecer os Sinais de Estresse: Esteja atento aos sinais de estresse e sobrecarga emocional. Reconhecer quando você está se sentindo sobrecarregado pode ajudá-lo a agir proativamente para cuidar de si mesmo.

30. Estabeleça Limites nas Redes Sociais: Evite o uso excessivo das redes sociais, pois elas podem aumentar a sensação de comparação e ansiedade. Estabeleça limites saudáveis em relação ao tempo gasto nas mídias digitais.

31. Encontre Formas de Expressar suas Emoções: Aprenda a expressar suas emoções de forma saudável, seja através da escrita, da arte ou do diálogo com pessoas de confiança. Liberar as emoções pode ajudar a reduzir a pressão emocional.

li o

32. Estimule a Resolução de Conflitos: Aprenda a lidar com conflits de frma

construtiva, buscando soluções e compromissos que sejam benéfcs para todas as partes envolvidas.

Kai queAuré

33. Cultive a Paciência: Pratique a paciência consigo mesmo e com s utros. Lembre-se de que o crescimnto a mdança exigem tempo e dedicação.

34. Evite a Autocobrança Excssiva: Não seja tão duro consigo

mesmo. Reconheç que todos comtm rros e qeo processo de autogerenciamento do TDAH pode ter altos e baixos.

35. Valorize Autenticidade: Seja autêntico e verdadeiro consigo mesmo e com os outros. A utenticidade fortalece a conexão emocional nos relacionamentos e aumenta a autoestima.

36. Estimule a Criatividade: Envolva-se em atividades criativas, pois elas podem ser uma forma poderosa de expressão e de alívio do estresse.

37. Aprenda com os Desafios: Encare os desafios como oportunidades de aprendizado e crescimento. Cada obstáculo superado o torna mais resiliente e preparado para enfrentar novas situações.

38. Seja Grato pelo Progresso: Celebre suas conquistas e avanços no autogerenciamento do TDAH. Reconheça o esforço que você tem dedicado para melhorar sua saúde mental e emocional.

39. Acolha as Emoções Negativas: Não reprima emoções negativas, como tristeza ou frustração. Permita-se senti-las e procure compreender suas causas

19 / 106

para lidar com elas de forma saudável.

40. Mantenha uma Rede de Apoio: Mantenha contato com pessoas que lhe apoiam emocionalmente. Ter uma rede de apoio é essencial para compartilhar suas experiências e receber suporte nos momentos difíceis.

Lidar com o TDAH na vida adulta é uma jornada que requer dedicação e autocuidado constante. Fortalecer a saúde mental e emocional é um processo que se desenvolve ao longo do tempo, e cada estratégia implementada comtribui para uma vida adulta mais plena e equilibrada. Seja gentil consigo mesmo e reconheça que, embora o caminho possa ser desafiador, o crescimento pessoal e o fortalecimento emocional são conquistas valiosas que fazem parte da jornada de autodescoberta e bem-estar.

li o Kai queAuré



## Capítulo 6: Alcançando Metas e Realizações

Alcançando Metas e Realizações com o TDAH na Vida Adulta

Alcançar metas e realizações é um aspecto gratificante da vida adulta, e para aqueles que enfrentam o TDAH, pode ser especialmente desafiador. No entanto, com estratégias adequadas e uma abordagem positiva, é possível transformar seus objetivos em realidade. Aqui estão algumas dicas para alcançar suas metas com sucesso:

1. Defina Objetivos Claros: Estabeleça metas específicas, mensuráveis, alcançáveis, relevantes e com prazo (metodologia SMART). Isso ajudará a criar um plano de ação claro e direcionado.

2. Divida as Metas em Etapas Menores: Para metas maiores, divida-as em etapas

menores e mais gerenciáveis. Conquistar pequenas vitórias ao longo do caminho aumenta a motivação e o senso de progresso.li o

3. Estabeleça Prioridades: Identifique as metas que são mais mprtantes para

Kai queAuré

você e concentre-se nelas. Focar em poucas pioridades de cada vez pde evitar a dispersão de energia.

4. Utilize Ferramentas de Organização: Use agendas, aplicativos de gerenciamento de tarefas o quadros de planejamento para acompanhar suas metas e przos.

5. Aprend com o Passado: Reflita sobre experiências anteriores e identifique o que funcionou e o que pode ser melhorado. Aprender com o passado o ajudará a aprimorr sus estratégias futuras.

6. Permaneça Flexível: Esteja aberto a ajustar suas metas e estratégias conforme necessário. A flexibilidade é essencial para lidar com mudanças e imprevistos.

7. Celebre as Conquistas: Comemore cada etapa concluída em direção às suas metas. Reconhecer suas realizações aumenta a motivação e reforça o senso de progresso.

8. Gerencie o Tempo Efetivamente: Aprenda técnicas de gerenciamento do tempo, como a técnica Pomodoro, para manter o foco e aumentar a produtividade.

9. Busque Apoio: Compartilhe suas metas com pessoas próximas a você. O apoio e encorajamento de amigos e familiares podem ser uma motivação extra.

21 / 106

10. Pratique a Persistência: Enfrente os desafios com determinação e persistência. Aceite que podem haver obstáculos, mas não desista diante das dificuldades.

11. Mantenha o Autogerenciamento: Continue aplicando as estratégias de autogerenciamento do TDAH que aprendeu ao longo da jornada. Elas serão valiosas para alcançar suas metas.

12. Acredite em Si Mesmo: Cultive a autoconfiança e acredite em suas habilidades para alcançar seus objetivos. A confiança em si mesmo é um poderoso impulso para o sucesso.

13. Visualize suas Realizações: Pratique a visualização positiva, imagine-se alcançando suas metas e sinta a emoção da conquista. Essa técnica pode fortalecer sua motivação e foco.

li o

14. Aprenda com os Outros: Busque inspiração em histórias de pessas que

enfrentaram desafios semelhantes e alcançaram suas metas. Aprender cm a experiência dos outros pode fornecer insights valiosos.

Kai queAuré

15. Cuide do Bem-Estar Emocional: Fortalece a saúde menta e emcinal o ajudará a enfrentar desafios com maior resiliência e a manter o foco em suas metas.

Lembre-se de que alcançar mtas reqer esforço, comprometimento e paciênci. Ao plcar essas stratégias e abordar suas metas com uma mentalidde postva e perseverante, você estará no caminho certo para transformr seus sonhos em realidade, mesmo com o TDAH. Com dedicação e determinção, você pode alcançar um sentido de realização e satisfação pessoal, aproveitando ao máximo sua vida adulta e celebrando suas conquistas com orgulho.

16. Aprenda com os Obstáculos: Encare os obstáculos como oportunidades de aprendizado e crescimento. Em vez de se desanimar diante dos desafios, procure entender o que pode ser melhorado e aplique essas lições para seguir em frente.

17. Estabeleça um Plano de Ação: Desenvolva um plano detalhado para cada meta, incluindo os passos necessários para alcançá-la. Tenha clareza sobre o que precisa ser feito e como será feito.

18. Cultive a Resiliência: Desenvolva a resiliência emocional para lidar com eventuais fracassos ou contratempos. A capacidade de se recuperar diante das adversidades é fundamental para persistir em busca dos objetivos.

22 / 106

19. Comemore o Progresso: Reconheça e comemore cada progresso realizado, mesmo que seja um passo pequeno. Essas celebrações ajudam a manter a motivação e a sensação de avanço.

20. Evite a Autossabotagem: Esteja atento a padrões de autossabotagem, como procrastinação ou autocrítica excessiva. Procure substituir esses comportamentos por atitudes construtivas.

21. Busque o Equilíbrio: Encontre um equilíbrio entre o foco nas metas e a valorização do presente. Aproveite cada momento da jornada, não apenas o resultado final.

22. Desenvolva a Autorregulação: Aprenda a controlar impulsos e a direcionar sua energia para o que é relevante para suas metas. A autorregulação é uma habilidade importante para o alcance do sucesso.

li o

23. Revise e Ajuste seu Plano: Faça revisões periódicas do seu plan de ação,

verificando o progresso e fazendo ajustes conforme necessáro. Seja flexível para adaptar-se a mudanças de circunstâncias.

Kai queAuré

24. Reconheça suas Conquistas Internas: Valoize as mudanças nternas que ocorrem durante o processo d busca po metas. O crescimento pessoal e o aprendizado também são vitórias significativas.

25. Mantenh-se Motivado: Cltiv a motivação intrínseca, encontrando significcdo e propósito em sas mtas. Isso o manterá focado e determinado a enfrentr os desafos.

26. Aprend com os Fracassos: Encare os fracassos como oportunidades de aprender e crescer. Analise o que pode ser melhorado e use essas experiências para se aprimorar.

27. Celebre a Persistência: Valorize sua capacidade de continuar tentando, mesmo diante das dificuldades. A persistência é uma qualidade admirável que o levará cada vez mais perto do sucesso.

28. Compartilhe suas Conquistas: Compartilhe suas conquistas com pessoas de confiança, compartilhar suas vitórias pode reforçar sua autoconfiança e fortalecer seus relacionamentos.

29. Esteja Aberto a Aprendizado Contínuo: Nunca pare de aprender e buscar conhecimento. O aprendizado contínuo o capacitará a enfrentar novos desafios com mais sabedoria e habilidade.



30. Celebre sua Jornada: Lembre-se de que a jornada em busca de metas é tão importante quanto o destino final. Aprecie cada etapa da caminhada e orgulhe- se do progresso que tem feito.

Lidar com o TDAH enquanto se esforça para alcançar metas pode trazer desafios únicos, mas também é uma oportunidade para desenvolver habilidades de autodescoberta, resiliência e superação. Ao abraçar as estratégias mencionadas e adotar uma abordagem positiva e perseverante, você estará mais preparado para alcançar suas metas e realizar seus sonhos. Acredite em si mesmo e no seu potencial, pois com determinação e dedicação, você pode conquistar o que deseja e viver uma vida adulta gratificante e plena.

li o Kai queAuré



## Capítulo 7: Profissionais e Recursos de Apoio

Profissionais e Recursos de Apoio para Lidar com o TDAH na Vida Adulta

Buscar o suporte de profissionais especializados e utilizar recursos adequados são passos essenciais para lidar de forma efetiva com o

TDAH na vida adulta. Aqui estão alguns profissionais e recursos que podem ser valiosos nessa jornada:

1. Psicólogo ou Psicoterapeuta: Um psicólogo ou terapeuta especializado em TDAH pode fornecer orientação e apoio emocional, ajudando você a desenvolver habilidades para lidar com os desafios associados à condição.

2. Psiquiatra: Um psiquiatra é um profissional médico especializado em saúde mental, capaz de diagnosticar o TDAH e prescrever medicamentos, se necessário, para gerenciar sintomas específicos.

3. Coach de TDAH: Um coach especializado em TDAH podeliajudá-lo a estabelecer metas, criar planos de ação e desenvolver estratégas para

Kai queAuré

melhorar a organização, gerenciamento do tempo e produtivdade.

4. Grupos de Apoio: Participar d grupos de apoio específicos para adultos com TDAH pode oferecer ma rd d sporte emocional, bem como oportunidades para compartilhar xperiências e aprender com os outros.

5. Livros e Ebooks: Existem divrsos livros e ebooks escritos por especialistas sobre o tem TDAH na vida adlta, que podem fornecer informações, estratégis e orentações para o autogerenciamento.

6. Aplicativos de Gerenciamento: Há aplicativos projetados para ajudar na organização, planejamento e gerenciamento de tarefas, auxiliando a manter-se mais produtivo e focado.

7. Terapias Complementares: Terapias complementares, como mindfulness, meditação ou yoga, podem ser úteis para reduzir o estresse, a ansiedade e melhorar o foco.

8. Cursos e Workshops: Alguns centros de saúde mental ou organizações oferecem cursos e workshops voltados para adultos

com TDAH, abordando questões específicas e fornecendo estratégias práticas.

9. Organizadores Profissionais: Se a desorganização é um desafio, um organizador profissional pode ajudar a criar um ambiente mais estruturado e funcional em sua casa ou local de trabalho.

25 / 106

10. Apoio Educacional e Profissional: Busque apoio educacional e profissional adequado em suas áreas de interesse. Instituições de ensino ou empresas podem oferecer recursos específicos para aprimorar suas habilidades.

11. Sites e Fóruns Online: Participe de comunidades online dedicadas ao TDAH. Além de encontrar informações úteis, você poderá compartilhar suas experiências e obter suporte de pessoas com vivências semelhantes.

12. Profissionais de Saúde Geral: Além dos especialistas mencionados, é importante ter um acompanhamento regular com um médico de família ou clínico geral para monitorar sua saúde geral e bem-estar.

Lembrando que cada pessoa com TDAH pode ter necessidades e desafios específicos, é fundamental encontrar os recursos e profissionais que melhor atendam às suas necessidades. Ao reunir um time de apoio qualificado e utilizar os recursos disponíveis, você estará fortalecendo suas habilidades e aprimorando seu autocuidado para enfrentar o TDAH na vida adulta de forma mais confiante e resiliente. l i

Kai queAuré

13. Terapia Cognitivo Comportamental (TCC): A TCC uma abordagem

terapêutica eficaz para adultos com TDAH, pois ajuda a identfcar padrões de pensamentos e comportamntos disfncionais, trabalhando na mudança de hábitos e no desenvolvimento d stratégias paa lidar com os sintomas.

14. Suporte Educacional: Caso stja estdando ou retornando aos estudos, considere buscr suporte dcacional, como tutores ou orientadores acadêmicos, que possam axiliar nas dificuldades relacionadas à organização e ao aprendizdo.

15. Programas de Treinamento para Habilidades Sociais: Para aprimorar as habilidades sociais e de comunicação, procure programas específicos que abordem essas questões e proporcionem oportunidades para praticar novas habilidades sociais.

16. Programas de Treinamento para Habilidades de Organização: Alguns centros oferecem programas específicos para o desenvolvimento de habilidades de organização, auxiliando a estabelecer rotinas eficientes e métodos de gerenciamento de tarefas.

17. Serviços de Coaching de Carreira: Se você estiver em busca de orientação para avançar em sua carreira ou mudar de área profissional, um coach de carreira pode oferecer suporte e direcionamento.

18. Programas de Exercícios Físicos e Atividades Recreativas: Participar de

26 / 106

programas de exercícios físicos ou atividades recreativas pode ser benéfico para liberar energia e melhorar o foco e a concentração.

19. Programas de Educação para TDAH: Alguns centros ou organizações oferecem programas de educação sobre o TDAH, destinados a pacientes, familiares e cuidadores, fornecendo informações abrangentes sobre a condição e suas estratégias de gerenciamento.

tratamento individualizado em conjunto com seus profissionais de saúde, que aborde suas necessidades metas pessoais.

21. Gravação de Consultas Médicas: Se sentir dificuldade em assimilar informações durante as consultas médicas, peça permissão para gravar as sessões, garantindo que você possa revisar os detalhes posteriormente.

22. Apoio de Familiares e Amigos: Compartilhe informaçõeslisobreoTDAH com

familiares e amigos próximos, para que eles possam oferecer suprte e

compreensão durante sua jornada.

Kai queAuré

23. Plano de Autocuidado: Desenvolva mplano de autocuidado abrangente, incluindo atividades que promovam relaxamento, prazer e bem-estar emocional, como hobbies, momntos de laze ou meditação.

24. Acompnhmento Médico Rgular: Mantenha um acompanhamento médico regulr para avaliar o progresso e ajustar o tratamento, se necessário.

25. Redes de Apoo Online: Além dos grupos presenciais, existem comunidades online dedicds ao TDAH, onde você pode se conectar com outras pessoas, compartilhar experiências e trocar informações úteis.

Lembrando que a busca por profissionais e recursos de apoio deve ser personalizada, considerando suas necessidades específicas e preferências individuais. O apoio multidisciplinar, aliado a uma abordagem proativa e de autogerenciamento, proporciona uma base sólida para enfrentar os desafios do TDAH na vida adulta com maior confiança, empoderamento e bem-estar.

27 / 106

**Capítulo 8: Histórias Inspiradoras**

Histórias Inspiradoras de Adultos com TDAH

O TDAH pode ser um desafio, mas muitos adultos enfrentam essas dificuldades com determinação, superação e resiliência. Aqui estão algumas histórias inspiradoras de adultos que encontraram maneiras de prosperar e viver plenamente com o TDAH:

1. O Empreendedor Bem-Sucedido: João, um adulto com TDAH, sempre foi criativo e cheio de ideias. Apesar de ter enfrentado obstáculos na escola e no trabalho, ele nunca desistiu de sua paixão por empreendedorismo. Com o apoio de um coach especializado em TDAH, João desenvolveu estratégias para organizar seus projetos e focar em suas metas. Hoje, ele é um empresário bem- sucedido e inspira outros com sua determinação e inovação.

li o

2. A Profissional de Sucesso: Ana sempre soube que tinha o TDAH, mas isso

nunca a impediu de buscar seus sonhos. Enfrentando desafos cm a

organização e gerenciamento do tempo, ela buscou apoio de um psicólgo

Kai queAuré

especializado. Com o tempo, Ana aprendeu a utilizar apicatvos de

gerenciamento de tarefas e desenvolve habilidades de autogerenciamento. Atualmente, ela é uma profissional de scesso, alcançando posções de destaque em sua carreira.

3. O Artist Crtvo: Carlos smpr teve ma mente hiperativa, o que o tornou um artist tlentoso e criativo. No ntanto, ele frequentemente lutava para manter o foco e cumprir prazos. Com a orientação de um grupo de apoio para adultos com TDAH e terapia cognitivo-

comportamental, Carlos aprendeu a canalizr su energia em seu trabalho artístico. Suas obras são apreciadas por sua originalidade e expressão única.

4. A Atleta Determinada: Maria sempre foi apaixonada por esportes, mas sua impulsividade e falta de organização dificultavam seu desempenho competitivo. Ela encontrou motivação ao se conectar com outros atletas com TDAH e participar de um programa de treinamento para habilidades de organização. Hoje, Maria é uma atleta determinada e competitiva, conquistando medalhas e inspirando outros a superar suas próprias adversidades.

5. O Educador Comprometido: Pedro é um educador que enfrentou desafios com sua atenção e organização em sala de aula. Ao buscar formação em educação especial e compartilhar sua experiência com TDAH com colegas e alunos, Pedro tornou-se um educador comprometido em apoiar estudantes com necessidades especiais. Ele utiliza suas próprias estratégias de autogerenciamento para ensinar e motivar seus alunos.



Essas histórias são exemplos inspiradores de como é possível viver uma vida plena e bem-sucedida, mesmo com o TDAH. Cada pessoa enfrenta desafios únicos, mas com o apoio adequado, autodeterminação e a crença em suas próprias habilidades, é possível alcançar grandes conquistas e contribuir positivamente para a sociedade. Esses adultos com TDAH são verdadeiras fontes de inspiração, mostrando que, com determinação e resiliência, é possível transformar os desafios em oportunidades de crescimento e sucesso.

6. O Escritor Talentoso: Sofia sempre teve uma mente imaginativa e criativa, mas lutava para focar e concluir seus projetos literários. Ao buscar ajuda de um coach de TDAH, ela aprendeu técnicas de gerenciamento do tempo e a desenvolver uma rotina de escrita. Com dedicação e persistência, Sofia escreveu seu primeiro romance, que se tornou um sucesso de crítica e público. Suas histórias emocionantes inspiram leitores de todas as idades.

7. O Médico Compassivo: Luís sempre soube que queria se tornar médico, mas

li o

sua desorganização e dificuldade de concentração eram desafios cnstantes

durante a faculdade de medicina. Ao receber apoio de colegas e prfessres, ele desenvolveu um plano de estudos detalhado e utilizou aplcatvs de

Kai queAuré

gerenciamento de tempo. Com sua dedicação e empatia, Luís se trnu um médico compassivo e dedicado a cidar de seus pacientes.

8. O Defensor dos Direitos: Rafal smpre se destacou por sua habilidade de enxergar injustiças e ltar por mudanças sociais. No entanto, ele enfrentava dificulddes pra se organizar grenciar sa agenda de ativista. Ao participar de grupos de poo para adltos com TDAH, Rafael aprendeu a delegar tarefas e a utilizr ferrmentas de organização. Hoje, ele é um defensor dos direitos civis, inspirndo outros a se unirem em prol de uma sociedade mais justa e igualitári.

9. O Músico Virtuoso: Pedro sempre teve uma paixão pela música e um talento inato para tocar diversos instrumentos. Porém, sua falta de foco o impedia de se dedicar totalmente à música. Com o auxílio de um mentor musical e terapia ocupacional, ele desenvolveu habilidades de organização e concentração. Hoje, Pedro é um músico virtuoso, encantando plateias com sua maestria e paixão pela arte.

10. O Palestrante Motivador: Laura sempre teve o dom da oratória, mas sua impulsividade às vezes a levava a perder o fio da meada durante suas apresentações. Ao trabalhar com um coach de comunicação, ela aprimorou suas habilidades de falar em público e encontrou formas de manter sua audiência engajada. Agora, Laura é uma palestrante motivadora, compartilhando sua história de

superação com o TDAH e inspirando outros a acreditarem em seu
potencial.



Essas histórias de adultos com TDAH mostram que cada indivíduo
tem a capacidade de transformar desafios em oportunidades,
conquistando seus objetivos e deixando uma marca positiva no
mundo. O TDAH não define o destino dessas pessoas inspiradoras,
mas sim a determinação, a coragem e a disposição em enfrentar seus
obstáculos de frente. Que essas histórias sirvam de motivação para
todos que enfrentam o TDAH, mostrando que é possível viver uma
vida repleta de realizações, propósito e gratidão, independentemente

**ATENÇÃO**

das adversidades.

Com o plano gratuito seu eBook pode ter no máximo 20 páginas.

Migre para um plano premium **gratuitamente** para fazer o
download completo de seu eBook. Conheça <u>nossos planos e preços</u>

li o

Kai queAuré



**Capítulo 9: Cuidando de Si Mesmo - Autocuidado e Bem- Estar**

Cuidando de Si Mesmo - Autocuidado e Bem-Estar com o TDAH na
Vida Adulta

O autocuidado e o bem-estar são fundamentais para qualquer
indivíduo, mas são especialmente importantes para adultos que
vivem com o TDAH. A seguir, algumas estratégias de autocuidado e
bem-estar que podem ajudar a fortalecer a saúde mental e emocional:

1. Estabeleça uma Rotina Saudável: Criar uma rotina diária pode
ajudar a trazer estrutura e previsibilidade ao seu dia, o que é
especialmente benéfico para adultos com TDAH. Inclua tempo para
atividades como alimentação saudável, exercícios, meditação e
momentos de descanso.

2. Priorize o Sono: Garanta que você esteja tendo um sono adequado
e

li o

reparador. Crie um ambiente propício ao sono, evitando estímulos
eletrônicos antes de dormir e mantendo um horário regular para
deitar e acordar.

Kai queAuré

3. Pratique Exercícios Físicos: A prática regla de atividades físcas é
benéfica

tanto para a saúde física quanto para a mental. Encontre uma atvdade
que lhe traga prazer e inclua-a em sa rotina.

4. Reserve Momentos de Lazr: Ddiqe tempo para atividades que
tragam alegria e relxmento. Seja lr um livro, ouvir música, pintar ou
qualquer outra coisa que lhe proporcione bm-star.

5. Pratique Mndfulness: A prática da atenção plena pode ajudar a
reduzir o estresse e a ansiedade, além de melhorar a concentração.
Reserve alguns minutos por dia para meditar ou se conectar com o
momento presente.

6. Cuide da Alimentação: Procure manter uma dieta equilibrada e
nutritiva. Alimentar-se de forma saudável pode influenciar
positivamente o humor e a energia.

7. Evite o Isolamento Social: Mantenha-se conectado com amigos,
familiares e outras pessoas significativas em sua vida. O apoio social
é importante para o bem-estar emocional.

8. Defina Limites: Aprenda a dizer "não" quando necessário e estabeleça limites saudáveis em seus relacionamentos e atividades para evitar sobrecarga e estresse excessivo.

9. Faça Pausas Regulares: Caso esteja se sentindo sobrecarregado, permita-se



fazer pequenas pausas durante o dia para descansar e recarregar as energias.

10. Busque Ajuda Profissional: Se sentir que está enfrentando dificuldades significativas, não hesite em buscar o apoio de um psicólogo, terapeuta ou profissional especializado em TDAH.

11. Desenvolva Hobbies e Interesses: Dedique tempo para cultivar hobbies e interesses que estimulem sua criatividade e satisfação pessoal.

12. Seja Gentil Consigo Mesmo: Pratique a autocompaixão e evite se criticar por suas dificuldades. Aceite que ninguém é perfeito e permita-se aprender e crescer com suas experiências.

Ao priorizar o autocuidado e o bem-estar, você estará investindo em sua saúde mental e emocional, tornando-se mais resiliente e preparado para enfrentar os desafios do dia a dia com mais equilíbrio e positividade. Cada passo em direção ao cuidado de si mesmo é uma afirmação de amor-próprio e uma oportunidade para viver plenamente, aproveitando ao máximo a vida adulta, mesmo com o

TDAH. l i

Kai queAuré

13. Aprenda a Administrar o Estresse: Reconheça os sinais de estresse e

desenvolva estratégias para lidar com ele de foma saudáve. A prática regular de exercícios, técnicas de rspiração profnda, e atividades relaxantes como yoga ou tai chi podem ser bnéficas para eduzi os níveis de estresse.

14. Evite Autocrítca Excessiva: Em vez de se concentrar em suas fraquezas, valorize sus qualdades e conquistas. A autocompaixão e a aceitação de si mesmo são fundamentais para uma mentalidade positiva.

15. Encontre Formas de Organização: Identifique métodos e ferramentas de organização que funcionem para você. Agendas, aplicativos de lembrete e listas de tarefas podem ajudar a manter o foco e a produtividade.

16. Reserve Tempo para o Autodescanso: Se você tende a se dedicar demais, lembre-se de reservar tempo para o autodescanso. Tire férias, faça pequenas pausas durante o dia ou pratique técnicas de relaxamento para recarregar suas energias.

17. Cultive Relacionamentos Positivos: Mantenha-se cercado de pessoas que o apoiam, compreendem e valorizam. Relacionamentos positivos podem aumentar seu bem-estar emocional e proporcionar um ambiente de suporte.

18. Aprenda com a Natureza: Aproveite o poder curativo da natureza.

Caminhadas ao ar livre, passar um tempo em parques ou jardins, ou



simplesmente contemplar paisagens naturais podem trazer tranquilidade e alívio ao estresse.

19. Defina Objetivos Realistas: Estabeleça metas realistas e alcançáveis para evitar a sobrecarga. Foco em um objetivo por vez pode tornar o processo mais gerenciável e gratificante.

20. Pratique a Resiliência: Entenda que nem sempre as coisas sairão
como planejado, e isso é normal. A resiliência é a habilidade de se
recuperar diante dos obstáculos e seguir em frente com
determinação.

21. Encontre Momentos de Gratidão: Pratique a gratidão
diariamente, focando nas coisas positivas de sua vida. Isso pode
ajudar a mudar o foco para o que é

significativo e valioso.

22. Limite o Tempo nas Redes Sociais: O uso excessivo de redes
sociais pode

li o

ser prejudicial à saúde mental. Estabeleça limites para o tempo gast
nessas plataformas e foque em atividades que agreguem valor à sua
vda.

Kai queAuré

23. Aprenda com os Erros: Encare os erros como oportunidades de
aprendizado.

Em vez de se culpar, reflita sobre o qepode se feito de forma
dferente no futuro.

24. Desenvolva uma Mentalidad de Crescimento: Acredite que suas
habilidades e cpacidades podm ser desenvolvidas ao longo do tempo.
Uma mentalidde de crescimento abr portas para novas oportunidades
e aprendizdo contínuo.

25. Celebre sus Conquistas: Reconheça e celebre cada pequena
vitória em sua jornada. Cada passo em direção ao autocuidado e
bem-estar merece ser celebrado.

Lembrando que o autocuidado não é um luxo, mas sim uma
necessidade para manter-se saudável e equilibrado. Ao dedicar

tempo e atenção a si mesmo, você estará cultivando uma base sólida para enfrentar os desafios do TDAH na vida adulta com maior resiliência, autoconfiança e bem-estar geral. Busque incorporar essas práticas de autocuidado em sua rotina diária e lembre-se de que cuidar de si mesmo é um ato de amor próprio e um caminho para uma vida mais plena e significativa.

33 / 106

**Capítulo 10: Superando Desafios Profissionais**

Superando Desafios Profissionais com o TDAH na Vida Adulta

No ambiente profissional, adultos com TDAH podem enfrentar desafios específicos, mas com algumas estratégias e abordagens, é possível superá-los e alcançar sucesso em suas carreiras. Aqui estão algumas dicas para enfrentar os desafios profissionais:

1. Conscientize-se sobre o TDAH: O primeiro passo é entender como o TDAH afeta suas habilidades e desafios no trabalho. Conscientizar-se sobre os sintomas e padrões típicos do TDAH ajudará você a identificar áreas específicas que precisam de mais atenção e apoio.

2. Comunique-se com seu Empregador: Se sentir confortável, compartilhe com seu empregador ou gestor que você tem TDAH e explique como isso pode

li o

influenciar em seu desempenho. A comunicação aberta pode levar a ajustes razoáveis e suporte no ambiente de trabalho.

Kai queAuré

3. Estabeleça Rotinas e Estratégias: Criar otinas e estratégias de rganização é

fundamental. Use listas de tarefas, agendas e outras ferramentas para ajudar a gerenciar suas responsabilidads prazos.

4. Priorize Tarefas: Identifi tarfas críticas e estabeleça prioridades
para evitar a sobrecrga. Foenas tarfas mais importantes e estabeleça
metas realistas pr lcançá-las.

5. Gerencie o Tempo Eficientemente: A administração do tempo é
essencial para adultos com TDAH. Use alarmes ou lembretes para
manter-se no horário e estabeleça intervalos regulares para descanso
e recuperação de energia.

6. Defina um Ambiente de Trabalho Favorável: Crie um ambiente de
trabalho organizado e livre de distrações sempre que possível.
Minimize estímulos externos que possam interferir em sua
concentração.

7. Peça Ajuda se Necessário: Não hesite em pedir ajuda ou delegar
tarefas quando sentir necessidade. Comunicar suas necessidades e
limitações não é sinal de fraqueza, mas de inteligência emocional.

8. Aprimore Habilidades de Comunicação: Desenvolva habilidades
de comunicação claras e eficazes para garantir que suas ideias e
contribuições sejam compreendidas pelos colegas e superiores.

9. Busque um Mentor ou Coach: Ter um mentor ou coach pode ser
valioso para



oferecer orientação profissional e suporte no desenvolvimento de
habilidades específicas.

10. Aprenda com Experiências Anteriores: Reflita sobre experiências
anteriores no trabalho e identifique o que funcionou bem e o que
pode ser melhorado. Use essas experiências como aprendizado para
tomar decisões mais assertivas no futuro.

11. Reconheça e Valorize suas Conquistas: Não subestime suas
conquistas profissionais. Reconheça suas habilidades e valorize suas

realizações, por menores que pareçam.

12. Mantenha-se Atualizado: Busque oportunidades de aprendizado e desenvolvimento profissional. Participar de cursos e workshops pode aprimorar suas habilidades e conhecimentos.

li o

Lembrando que cada pessoa é única, e o que funciona para um indivídu pode

não ser a melhor opção para outro. Experimente diferentes estratégias e descubra quais são mais eficazes para você. O TDAH não é uma lmitaçã, mas

Kai queAuré

sim uma característica que, quando bem compreendida e gerencada, pde

trazer qualidades únicas para o ambiente pofissional. Com perseverança, autogerenciamento e apoio adquado, você pode superar os desafios profissionais e alcançar se potncial máximo no mundo do trabalho.

13. Desenvolv Resiliência Profissional: A resiliência é uma habilidade essencil pr enfrentar os dsafios profissionais. Encare os obstáculos como oportuniddes de crescimento e aprendizado. Aprenda com os momentos difíceis e estej aberto a adaptar-se às mudanças no ambiente de trabalho.

14. Mantenha-se Organizado Digitalmente: Utilize ferramentas e aplicativos digitais para manter seus documentos, projetos e informações organizados. Isso pode facilitar o acesso rápido às informações importantes e ajudar a evitar a sensação de sobrecarga.

15. Seja Transparente sobre suas Necessidades: Se necessário, converse com seus colegas e gestores sobre suas necessidades e dificuldades relacionadas ao TDAH. Uma comunicação transparente

pode levar a um ambiente de trabalho mais compreensivo e
colaborativo.

16. Aprenda a Gerenciar Distrações: Identifique as principais
distrações que afetam sua produtividade e desenvolva estratégias
para minimizá-las. Se possível, encontre um espaço de trabalho
tranquilo onde possa se concentrar melhor.

35 / 106

17. Celebre seus Progressos: Reconheça e celebre seus progressos no
trabalho. Ao comemorar suas conquistas, você reforça uma
mentalidade positiva e motivadora.

18. Busque o Equilíbrio entre Desafios e Habilidades: Procure
projetos e responsabilidades que estejam alinhados com suas
habilidades e interesses. Encontrar o equilíbrio entre desafios e suas
capacidades pode tornar o trabalho mais gratificante e estimulante.

19. Pratique a Empatia: Desenvolva a empatia ao lidar com colegas e
clientes. Ser capaz de entender as perspectivas e necessidades dos
outros pode fortalecer suas relações profissionais.

20. Reconheça seus Limites: Saiba reconhecer seus limites e
respeite-os. Não hesite em pedir um prazo estendido para um projeto
ou recusar tarefas extras caso esteja sobrecarregado.

li o

21. Estimule a Criatividade: Aproveite sua criatividade inata e use-a
para pensar fora da caixa e propor soluções inovadoras para desafios
no trabalh.

Kai queAuré

22. Participe de Treinamentos e Workshops: Busque oportundades
de aprimorar suas habilidades conhcimentos atavs de treinamentos e
workshops relacionados à sa ára de atação.

23. Constru uma Rede de Apoio: Mantenha contato com outros profissionais da sua áre e prtcpe de eventos grupos de networking. Ter uma rede de apoio pode abrir ports para novas oportunidades e parcerias profissionais.

24. Reconheç que o Sucesso é um Processo: Lembre-se de que o sucesso profissional é construído ao longo do tempo. A perseverança e a dedicação são fundamentais para alcançar seus objetivos.

25. Valorize sua Contribuição: Reconheça o valor do seu trabalho e a importância da sua contribuição para a equipe e para a organização. Seja orgulhoso das suas realizações e esteja confiante no que você pode oferecer ao mundo profissional.

Superar desafios profissionais com o TDAH requer autoconhecimento, adaptação e comprometimento com o desenvolvimento pessoal e profissional. Lembre-se de que cada passo em direção ao crescimento e à superação é um motivo de orgulho e fortalece sua jornada rumo ao sucesso. Com a combinação certa de autogerenciamento, apoio adequado e determinação, você pode enfrentar qualquer desafio e prosperar em sua carreira, tornando-se uma fonte de inspiração para outros que também enfrentam desafios profissionais com o

36 / 106

TDAH.

li o Kai queAuré

37 / 106

## Capítulo 11: Relacionamentos Afetivos e Familiares

Relacionamentos Afetivos e Familiares com o TDAH na Vida Adulta

O TDAH também pode afetar os relacionamentos afetivos e familiares na vida adulta. A compreensão mútua, a comunicação aberta e o apoio são fundamentais para fortalecer esses laços. Aqui estão algumas dicas para lidar com o TDAH nos relacionamentos:

1. Comunicação Clara e Aberta: Tenha conversas honestas sobre o TDAH com seu parceiro ou familiares. Explique como os sintomas afetam você e quais estratégias podem ajudar no relacionamento.

2. Pratique a Empatia: Tanto para quem tem TDAH quanto para o parceiro ou familiares, é essencial cultivar a empatia. Tente se colocar no lugar do outro e entender suas perspectivas e desafios.

li o

3. Estabeleça Rotinas Juntos: Criar rotinas em conjunto pode ajudar a prmover uma convivência mais harmoniosa. Estabeleçam horários para atvdades

Kai queAuré

compartilhadas e responsabilidades domésticas.

4. Encontre Formas de Dividir Tarfas: Dividi as tarefas doméstcas de forma equitativa pode aliviar a sobrcarga de qemtem TDAH e fortalecer o relacionamento.

5. Respeite s Dferenças: Lmbr-se de que cada indivíduo é único, e o TDAH pode afetr s pessoas de maneiras diversas. Respeite as diferenças e evite julgamentos precpitados.

6. Estimule o Diálogo Aberto: Encoraje a comunicação sobre os sentimentos e necessidades de ambos os lados. O diálogo aberto é uma base sólida para construir um relacionamento saudável.

7. Reconheça os Pontos Fortes: Valorize as habilidades únicas que o TDAH pode trazer para o relacionamento. A criatividade, o entusiasmo e a espontaneidade são características positivas.

8. Planejem Momentos de Qualidade: Dediquem tempo para atividades

prazerosas juntos, fortalecendo a conexão emocional e o vínculo afetivo.

9. Estabeleça Limites: Estabelecer limites saudáveis é importante para preservar a individualidade e respeitar o espaço pessoal de cada um.

10. Procure Apoio Externo: Se necessário, busquem ajuda de um terapeuta de



casais ou familiar especializado em TDAH. O apoio profissional pode auxiliar no fortalecimento da relação.

11. Celebre as Conquistas em Família: Reconheçam e celebrem juntos as conquistas individuais e em família. Valorizar os momentos de sucesso reforça a união e a positividade no ambiente familiar.

12. Desenvolva Paciência e Tolerância: Lembre-se de que nenhum relacionamento é perfeito, e é normal enfrentar desafios. A paciência e a tolerância são importantes para superar os obstáculos juntos.

13. Pratique a Escuta Ativa: Ouça com atenção as preocupações e necessidades do seu parceiro ou familiares. A escuta ativa demonstra cuidado e interesse genuíno no bem-estar do outro.

14. Valorize o Tempo Juntos: Seja consciente e presente nos momentos

li o

compartilhados. Valorizar o tempo em família ou com o parceiro frtalece os laços afetivos.

Kai queAuré

15. Busque Compreender o TDAH: Para os familiares que não têm TDAH, buscar

entender a condição pode trazer maior compeensão e sensbldade para apoiar o familiar que tem o transtorno.

Relacionamentos afetivos familiares reqeem esforço e dedicação, e o TDAH pode adicionr desafios adicionais. No entanto, com respeito, comunicação e apoio mútuo, é possível constrir rlacionamentos saudáveis e amorosos, onde cada membro da família se sinta compreendido e valorizado. Aprender a lidar com o TDAH no contexto familiar e afetivo pode fortalecer esses laços e criar uma base sólid para uma convivência harmoniosa e feliz.

16. Envolvimento da Família no Tratamento: O envolvimento da família no tratamento do TDAH é crucial para o sucesso. Todos os membros da família podem aprender sobre o transtorno, suas implicações e como oferecer suporte mútuo para enfrentar os desafios.

17. Espaço para a Expressão de Sentimentos: Permita que todos os membros da família expressem seus sentimentos em relação ao TDAH e suas consequências. Criar um ambiente de abertura e aceitação é fundamental para fortalecer os laços familiares.

18. Seja Paciente com os Erros: Entenda que nem sempre tudo sairá perfeito, e isso se aplica tanto aos desafios relacionados ao TDAH quanto a outras questões da vida familiar. A paciência e a compreensão mútua são essenciais para superar momentos difíceis.

39 / 106

19. Participação em Atividades em Família: Planeje atividades que envolvam toda a família e promovam a união. Passeios ao ar livre, jogos em família ou cozinhar juntos são exemplos de atividades que podem fortalecer os laços afetivos.

20. Educação e Conscientização: Para familiares que não têm TDAH, aprender sobre o transtorno é fundamental para evitar mal-

entendidos e preconceitos. A educação e a conscientização ajudam a construir um ambiente mais acolhedor e empático.

21. Reservem Tempo para Conversas: Estabeleçam momentos para conversas significativas, onde cada membro da família pode compartilhar suas experiências, sucessos e desafios. A escuta ativa é fundamental nessas conversas.

22. Evite Culpar o TDAH por Tudo: É importante evitar atribuir todas as

li o

dificuldades familiares apenas ao TDAH. O transtorno pode ser um fatr a ser

considerado, mas é essencial analisar outras questões que também pdem influenciar nas dinâmicas familiares.

Kai queAuré

23. Aprendam Juntos: Como família, enfrentem os desafios do TDAH de frma colaborativa. Aprender e crscr juntos fotalece os víncuos e cra um ambiente de apoio múto.

24. Reconheç s Conistas d Cada Membro: Valorize as conquistas e esforços indvduas de cada mmbro da família. Celebrar as vitórias pessoais reforça o sentmento de nião e apoio.

25. Busquem o Equilíbrio: Encontrem um equilíbrio entre atender às necessidades individuais e coletivas. Cada membro da família deve ter seu espaço e também se sentir parte de uma equipe unida.

A convivência familiar com o TDAH pode ser desafiadora, mas também oferece oportunidades para o crescimento emocional e a construção de laços afetivos mais fortes. Compreender e apoiar uns aos outros, além de buscar soluções colaborativas, são caminhos para criar um ambiente familiar amoroso e acolhedor. Lembre-se de que o TDAH é uma parte de cada indivíduo, mas não define a essência de quem são como família. Ao enfrentar os desafios juntos e com empatia, a família pode ser uma fonte de força, apoio e amor incondicional para cada membro, independentemente das dificuldades que possam surgir.



## Capítulo 12: Encontrando o Equilíbrio

Encontrando o Equilíbrio com o TDAH na Vida Adulta

Encontrar o equilíbrio é essencial para uma vida plena e satisfatória com o TDAH na vida adulta. Equilibrar os desafios do transtorno com as responsabilidades profissionais, pessoais e familiares pode parecer um desafio, mas é possível com algumas estratégias:

1. Autoconhecimento: Conhecer-se a si mesmo é fundamental para encontrar o equilíbrio. Identifique suas forças, fraquezas, necessidades e limitações relacionadas ao TDAH.

2. Defina Prioridades: Estabeleça prioridades claras para sua vida. Identifique o que é mais importante para você e concentre-se nessas áreas.

li o

3. Estabeleça Limites: Saiba quando dizer "não" para tarefas ou cmprmissos

que possam sobrecarregá-lo. Defina limites saudáveis para preservar seu bem- estar.

Kai queAuré

4. Pratique o Autogerenciamento: Utilize técnicas de gerencament d TDAH para lidar com os sintomas promover a podutividade.

5. Reservar Tempo para o Dscanso: O descanso é essencial para recarregar as energias. Reserve momentos para relaxar e

rejuvenescer, evitando o esgotamento físco e mental.

6. Busque Apoo Social: Mantenha-se conectado com amigos e familiares. O apoio socil pode fornecer suporte emocional e melhorar seu bem-estar geral.

7. Pratique a Flexibilidade: Aprenda a se adaptar às mudanças e imprevistos. A flexibilidade é uma habilidade valiosa para lidar com os desafios do dia a dia.

8. Aprenda com os Erros: Veja os erros como oportunidades de aprendizado. Em vez de se culpar, reflita sobre como melhorar e crescer a partir das experiências.

9. Encontre Momentos de Lazer: Reserve tempo para atividades que tragam prazer e relaxamento. Encontrar momentos de lazer é fundamental para o bem- estar emocional.

10. Estimule a Criatividade: Encontre formas de expressar sua criatividade e paixões. A criatividade pode ser uma válvula de escape para o estresse e uma fonte de prazer na vida cotidiana.

41 / 106

11. Busque Ajuda Profissional: Se sentir que está enfrentando dificuldades significativas, não hesite em procurar a ajuda de um psicólogo, terapeuta ou especialista em TDAH.

12. Cuide da Saúde Física: Uma boa saúde física influencia diretamente a saúde mental. Cuide-se com uma alimentação balanceada, exercícios regulares e cuidados médicos.

13. Cultive a Gratidão: Pratique a gratidão diariamente, focando nas coisas positivas de sua vida. Isso pode promover uma perspectiva mais positiva e equilibrada.

14. Estabeleça Metas Realistas: Defina metas alcançáveis e divididas em etapas. Atingir objetivos realistas pode fornecer um senso de realização e motivação.

15. Aceite que o Equilíbrio é Dinâmico: O equilíbrio não é algo estático, mas sim

li o

um processo contínuo de ajustes. Esteja disposto a adaptar-se às mudanças e desafios da vida.

Kai queAuré

Encontrar o equilíbrio com o TDAH requer autocompreensão, autgestã e a

disposição para fazer ajustes conforme necessáio. Cada pessoa terá sua própria jornada para alcançar o quilíbrio, mas com perseverança, autocompaixão e apoio adqado, é possível desfrutar de uma vida plena, significativa e equilibrada msmocom os desafios do TDAH.

16. Pratique Mndfulness: A atnção plena (mindfulness) pode ser uma poderos ferrmenta para encontrar o equilíbrio. Através da prática da mindfulness, você aprenderá a viver o momento presente, reduzindo a ansiedade em relação ao futuro e a preocupação com o passado.

17. Delegue Tarefas: Reconheça que você não precisa fazer tudo sozinho. Delegar tarefas no trabalho, em casa ou em outras áreas da vida pode aliviar a sobrecarga e permitir que você foque em atividades mais importantes.

18. Desenvolva Hábitos Saudáveis: Cultive hábitos saudáveis em relação à alimentação, sono e exercícios físicos. Esses aspectos fundamentais têm um impacto significativo no bem-estar geral e no gerenciamento do TDAH.

19. Seja Compassivo Consigo Mesmo: Aceite que nem sempre tudo sairá como planejado e que você pode enfrentar desafios ao longo do caminho. Seja gentil consigo mesmo e não se puna por eventuais contratempos.

20. Respeite seu Ritmo: Cada pessoa tem seu próprio ritmo de funcionamento. Respeite seus momentos de maior produtividade e aqueles em que se sente

42 / 106

mais cansado ou menos concentrado.

21. Crie um Ambiente Organizado: Organize seu ambiente de trabalho e de convívio familiar de forma que facilite o foco e a concentração. Isso pode minimizar distrações e contribuir para a sensação de bem-estar.

22. Busque Atividades Relaxantes: Reserve momentos para atividades que promovam relaxamento e diminuam o estresse. Praticar hobbies, meditação ou qualquer outra atividade que traga calma pode ser benéfico.

23. Seja Aberto à Aprendizagem: Esteja disposto a aprender com suas experiências e a buscar conhecimento sobre como lidar melhor com o TDAH na vida adulta. A aprendizagem contínua pode ser transformadora.

24. Encontre Suporte em Grupos: Participar de grupos de apoio com outras pessoas que enfrentam desafios semelhantes pode ser uma fonte valiosa de suporte e compartilhamento de experiências.

KaiqueAré 1

25. Celebre suas Conquistas: Reconheça suas conquistas, por menores que

sejam, e celebre cada passo dado em direção ao equilíbrio. A gratidão pelo progresso alcançado é um poderoso impulsionador para continuar avançando.

Encontrar o equilíbrio com o TDHna vida adulta uma jornada contínua que envolve autoaceitação, atogstão e autocompaixão. Lembre-se de que o equilíbrio não é uma meta estática a ser atingida, mas sim um processo de aprendizdo e daptação constant. o se dedicar a cuidar de si mesmo, buscar poio e mplementar estratégias que funcionem para você, você estará construindo s bases para uma vida mais equilibrada, significativa e satisfatória, mesmo dinte dos desafios que o TDAH possa apresentar.



**Capítulo 13: Recursos Adicionais e Ferramentas Práticas**

Recursos Adicionais e Ferramentas Práticas para Lidar com o TDAH na Vida Adulta

Além das estratégias mencionadas anteriormente, existem recursos adicionais e ferramentas práticas que podem ser úteis para enfrentar o TDAH na vida adulta. Esses recursos podem fornecer suporte adicional e ajudar a aprimorar a gestão do transtorno. Aqui estão alguns exemplos:

1. Aplicativos de Gerenciamento do Tempo: Existem várias opções de aplicativos projetados especificamente para ajudar a gerenciar o tempo, definir lembretes e criar listas de tarefas. Essas ferramentas podem ser úteis para manter o foco e a organização.

2. Aplicativos de Meditação e Mindfulness: Apps de meditação e mindfulness

li o

podem auxiliar no treinamento da atenção plena, promovendo a calma e reduzindo a ansiedade e o estresse.

Kai queAuré

3. Planners e Agendas Personalizadas: Utiliza um planner ou agenda

personalizada pode ajudar a organizar compomissos, prazos e metas. Encontre um formato que funcione mlhor para você e incorpore-o à sua rotina.

4. Terapia Cogntvo-Comportamntal (TCC): A terapia cognitivo-comportmentl é uma abordagm terapêtica eficaz para o TDAH. Busque um profissionl especalizado q possa fornecer suporte e técnicas para lidar com os sintoms.

5. Livros e Recursos Específicos: Há uma variedade de livros e recursos disponíveis que se concentram no TDAH na vida adulta. A leitura de materiais informativos e inspiradores pode ser valiosa para ampliar a compreensão e obter novas perspectivas.

6. Grupos de Apoio Presenciais ou Online: Participar de grupos de apoio presenciais ou virtuais permite compartilhar experiências com outras pessoas que também vivenciam o TDAH. Essa troca pode trazer conforto, suporte emocional e aprendizado mútuo.

7. Coaches de Vida ou Carreira: Coaches especializados em TDAH podem ajudar a estabelecer metas, criar estratégias personalizadas e fornecer suporte contínuo para alcançar objetivos pessoais e profissionais.

8. Apoio da Família e Amigos: Contar com o apoio da família e dos amigos é fundamental. Compartilhe suas necessidades com os entes queridos e peça

44 / 106

ajuda quando necessário.

9. Gerenciamento Financeiro: Estabelecer um sistema de gerenciamento financeiro pode ajudar a evitar impulsividade nas compras e a manter um controle melhor das finanças.

10. Educação sobre o TDAH: Busque informações atualizadas sobre o TDAH para aumentar sua compreensão sobre o transtorno e suas nuances na vida adulta.

11. Tratamento Multidisciplinar: Considere um tratamento multidisciplinar, envolvendo profissionais de diferentes áreas, como

psiquiatras, psicólogos, terapeutas ocupacionais e educadores, para um suporte abrangente.

12. Jogos e Exercícios para o Cérebro: Existem jogos e exercícios específicos que visam estimular funções cognitivas, como memória, atenção e concentração. li o

Lembrando que cada pessoa é única, é importante encontrar as ferramentas e

Kai queAuré

recursos que melhor se adequem às suas necessidades e preferências. A

combinação de estratégias práticas, apoio emocional e recursos adicinais pode fortalecer sua jornada para lidar com o TDAH de forma mas eficaz, alcançando maior bem-estar qualidade de vida. Não hesite em buscar suporte profissional e em xprimntar difeentes recursos até encontrar aqueles que funconem mlhor para você.

13. Gamificção: Utilizar a gamificação pode tornar o processo de autogerencimento do TDAH mais envolvente e divertido. Criar recompensas ou desfios pr cumprir tarefas pode aumentar a motivação e o cumprimento das metas.

14. Diário ou Caderno de Anotações: Manter um diário ou caderno de anotações pode ser uma forma eficaz de registrar pensamentos, ideias e metas. Além disso, pode ajudar a identificar padrões comportamentais e emocionais, auxiliando no autodesenvolvimento.

15. Técnicas de Relaxamento: Praticar técnicas de relaxamento, como respiração profunda, yoga ou tai chi, pode ajudar a reduzir o estresse e promover a calma mental.

16. Acompanhamento Médico Regular: Consultas regulares com profissionais de saúde, como psiquiatras ou médicos especialistas em TDAH, são fundamentais para ajustar medicações e receber orientações específicas.

17. Monitoramento de Progresso: Acompanhe seu progresso ao longo do tempo. Avalie suas conquistas, desafios superados e ajustes necessários em suas estratégias.

18. Definição de Metas de Longo Prazo: Estabeleça metas de longo prazo que sejam realistas e alinhadas com seus objetivos pessoais e profissionais. Divida- as em etapas menores para facilitar o alcance.

19. Estimulação Cognitiva: Engaje-se em atividades que estimulem o cérebro, como quebra-cabeças, palavras-cruzadas ou aprendizado de novas habilidades.

20. Planejamento Antecipado: Antecipe situações ou eventos que possam ser desafiadores e planeje estratégias de enfrentamento com antecedência.

21. Pratique a Gratidão: Cultivar a gratidão pelas coisas positivas em sua vida pode contribuir para uma mentalidade mais positiva e resiliente.li o

22. Evite o Excesso de Informação: Filtre o fluxo de informações que recebe

Kai queAuré

diariamente para evitar sobrecarga cognitiva. Limite o tempo em redes sciais e procure focar nas informações mais relevantes.

23. Esteja Aberto a Mudanças: Estja disposto a ajustar suas estratégias à medida que novas sitaçõs dsafios sgem. A flexibilidade é fundamental para o utogerencamento do TDH.

24. Pratique Autocompaixão: Seja gentil consigo mesmo, reconhecendo que todos têm flhs e enfrentam dificuldades. A autocompaixão ajuda a diminuir a autocrític e desenvolver uma relação mais saudável consigo mesmo.

25. Celebre a Jornada: Valorize cada etapa da sua jornada com o
TDAH na vida adulta. Comemore suas vitórias, aprenda com os
desafios e continue avançando com determinação e confiança.

Lidar com o TDAH na vida adulta pode apresentar desafios, mas
com a combinação adequada de recursos práticos, ferramentas e
suporte, é possível desenvolver estratégias eficazes para enfrentar os
sintomas e viver uma vida plena e satisfatória. Lembre-se de que
você não está sozinho nessa jornada e que é válido buscar ajuda e
apoio sempre que necessário. Com dedicação, autocompaixão e
perseverança, você pode encontrar o equilíbrio e alcançar seus
objetivos pessoais e profissionais, mesmo diante dos desafios que o
TDAH possa trazer.

46 / 106

## Capítulo 14: Plano de Ação Personalizado

Plano de Ação Personalizado para Lidar com o TDAH na Vida
Adulta

Criar um plano de ação personalizado é uma estratégia eficaz para
gerenciar o TDAH na vida adulta de maneira mais assertiva e
alcançar o equilíbrio. Abaixo, apresento um modelo de plano de ação
que pode ser adaptado às suas necessidades individuais:

1. Autoavaliação e Definição de Objetivos:

- Faça uma autoavaliação honesta das áreas em que o TDAH
impacta sua vida. - Identifique seus principais desafios, metas e
objetivos que gostaria de

alcançar.

2. Estratégias de Autogerenciamento:

- Escolha técnicas específicas para gerenciar sintomas do TDAH,
como procrastinação, falta de foco e impulsividade. l o

- Defina horários e lembretes para tarefas importantes.

- Utilize aplicativos ou ferramentas de organização para criar listas de tarefas e

Kai queAuré

acompanhar o progresso.

3. Cuidados com a Saúde Física Emocional:

- Estabeleça uma rotina d sono rgla e saudável.

- Pratique exercícios físicos rgularmente, como caminhadas, corridas ou ioga. - Reserve tempo para atividads qetragam prazer e relaxamento, como hobbies e momentos de lazr.

4. Busc por Apoo Profissional:

- Consulte um profissional de saúde especializado em TDAH, como um psiquiatra ou psicólogo.

- Considere a possibilidade de realizar terapia cognitivo-comportamental (TCC) para desenvolver habilidades específicas de enfrentamento.

5. Estabelecimento de Rotinas:

- Crie rotinas diárias que incluam momentos para trabalho, descanso, lazer e cuidados pessoais.

- Mantenha uma agenda ou planner para ajudá-lo(a) a acompanhar as

atividades diárias e compromissos.

6. Aprimoramento das Habilidades Sociais:

- Pratique habilidades de comunicação, como ouvir ativamente e expressar seus sentimentos.

- Participe de grupos de apoio ou redes de suporte que compartilhem

experiências similares.

47 / 106

7. Gestão do Estresse e da Ansiedade:

- Aprenda técnicas de relaxamento, como meditação ou respiração
profunda, para reduzir o estresse.

- Identifique situações ou gatilhos que aumentem a ansiedade e
desenvolva estratégias para enfrentá-los.

8. Foco em Metas de Longo Prazo:

- Defina metas realistas e de longo prazo que sejam importantes para
você. - Divida essas metas em etapas menores e comemore cada
progresso

alcançado.

9. Reforço Positivo e Autocompaixão:

- Celebre suas conquistas, por menores que sejam, e reconheça seus
esforços. - Pratique a autocompaixão e evite se culpar por eventuais
desafios ou

contratempos.

10. Revisão e Ajustes: li o

- Revise regularmente seu plano de ação e faça ajustes conforme
necessário. - Esteja aberto(a) a experimentar novas estratégias e
encontrar que funciona

Kai queAuré

melhor para você.

Lembre-se de que o plano d ação personalizado flexíve e pode ser adaptado de acordo com sas ncssidades e evolução pessoal. O mais importante é que você estja comprometido(a) com sua jornada de autodescobert e autogernciamnto do TDAH. Com dedicação, perseverança e apoio dequdo, você estará no caminho para viver uma vida plena e bem- sucedid, encontrando o eqilíbrio para enfrentar os desafios do TDAH na vida adulta.

11. Integração das Estratégias no Cotidiano:

- Esforce-se para incorporar as estratégias de gerenciamento do TDAH em sua rotina diária.

- Torne-as hábitos consistentes, permitindo que se tornem naturalmente parte do seu dia a dia.

12. Acompanhamento e Feedback:

- Busque feedback de amigos, familiares ou profissionais de saúde sobre o progresso do seu plano de ação.

- Aprenda com as experiências e faça ajustes sempre que necessário.

13. Educação Contínua:

- Mantenha-se informado(a) sobre novas abordagens, técnicas e pesquisas relacionadas ao TDAH.

- A educação contínua ajuda a se manter atualizado(a) e aprimorar suas

48 / 106

estratégias de enfrentamento.

14. Foco em Soluções, não Problemas:

- Aborde os desafios com uma mentalidade voltada para soluções.

- Em vez de se concentrar nos obstáculos, procure maneiras de superá-los de forma criativa e positiva.

15. Empoderamento e Autonomia:

- Reconheça que você é o(a) protagonista da sua própria jornada com o TDAH. - Sinta-se empoderado(a) para tomar decisões e fazer as mudanças necessárias para o seu bem-estar.

16. Manutenção da Resiliência:

- Desenvolva resiliência emocional para enfrentar desafios com determinação e flexibilidade.

- Encare os momentos difíceis como oportunidades de aprendizado e

crescimento. li o

17. Comunicação com os Demais:

Kai queAuré

- Comunique-se abertamente com amigos, familiares e coegas sbre suas necessidades e desafios relacionados ao TDAH.

- Peça o apoio e a comprensão necessáios para construir um ambiente mais acolhedor.

18. Comemorção do Progrsso:

- Celebre cd avanço e conquista alcançada ao longo do seu caminho.

- Reconhecer o progresso é fndamental para manter a motivação e o ânimo em sua jornd.

19. Seja Paciente Consigo Mesmo(a):

- Lembre-se de que mudanças significativas podem levar tempo.

- Seja paciente e gentil consigo mesmo(a), reconhecendo que cada passo em direção ao equilíbrio é valioso.

20. Reavaliação Periódica:

- Reavalie regularmente seu plano de ação para garantir que ele esteja alinhado com suas necessidades atuais.

- Faça ajustes e incorporações conforme novos desafios e metas surgirem.

Um plano de ação personalizado é uma ferramenta poderosa para auxiliar na gestão do TDAH na vida adulta. Adaptando e implementando as estratégias mencionadas, você estará construindo uma base sólida para enfrentar os desafios com confiança, desenvolvendo suas habilidades de autogerenciamento e encontrando o equilíbrio necessário para viver

49 / 106

plenamente com o TDAH. Lembre-se de que você tem o poder de moldar sua própria jornada e que o apoio de profissionais de saúde, amigos e familiares pode ser um recurso valioso ao longo do caminho. Com dedicação e determinação, você pode alcançar uma vida repleta de realizações e bem- estar.

li o Kai queAuré

50 / 106

**Capítulo 15: Plano de Ação para o TDAH na Vida Adulta**

Plano de Ação para o TDAH na Vida Adulta

1. Autoconhecimento e Educação:

- Aprofundar o conhecimento sobre o TDAH na vida adulta, suas

características e impactos.

- Realizar uma autoavaliação honesta para identificar como o TDAH
afeta minha vida diária.

2. Estabelecimento de Metas Claras:

- Definir metas específicas e realistas para o autogerenciamento do
TDAH.

- Dividir as metas maiores em objetivos menores, facilitando o
progresso e a motivação.

3. Estratégias de Autogerenciamento:

li o

- Implementar técnicas de organização, como listas de tarefas e
lembretes, para melhorar o foco e evitar esquecimentos.

- Utilizar aplicativos e ferramentas tecnológicas para auxiiar na gestã
d

Kai queAuré

tempo e atividades diárias.

4. Adoção de Rotinas Estruturadas:

- Criar rotinas diárias consistnts para otimiza a produtividade e o gerenciamento do tempo.

- Incluir momentos de descanso lazer para evitar o esgotamento mental. 5. Prátic de Mndfulness e Relaxamento:

- Incorporr prátcas de mindfulness e técnicas de relaxamento para reduzir a ansiedade e o estresse.

- Estabelecer momentos de meditação ou respiração consciente ao longo do dia.

6. Cuidados com a Saúde Física:

- Priorizar uma alimentação equilibrada, com refeições regulares e nutritivas. - Manter uma rotina de exercícios físicos, que pode incluir caminhadas, yoga ou outras atividades prazerosas.

7. Busca por Apoio Profissional:

- Consultar um psiquiatra ou profissional de saúde especializado em TDAH para avaliar a necessidade de medicação.

- Participar de sessões de terapia cognitivo-comportamental (TCC) para desenvolver habilidades de enfrentamento.

8. Fortalecimento de Habilidades Sociais:

51 / 106

- Buscar aprimorar habilidades de comunicação, escuta ativa e assertividade. - Participar de grupos de apoio para compartilhar experiências e receber suporte emocional.

9. Definição de Estratégias para o Ambiente de Trabalho:

- Organizar o ambiente de trabalho para minimizar distrações e aumentar a produtividade.

- Conversar com o empregador sobre possíveis adaptações ou

suportes para o TDAH.

10. Autocompaixão e Resiliência:

- Praticar a autocompaixão, evitando autocríticas severas diante de eventuais dificuldades.

- Desenvolver resiliência emocional para lidar com desafios de forma

construtiva.

11. Avaliação e Ajustes: li o

- Realizar avaliações periódicas do plano de ação para verifcar prgresso e a eficácia das estratégias.

Kai queAuré

- Fazer ajustes sempre que necessário, incorporando novas abordagens que possam ser benéficas.

12. Comemoração das Conqistas:

- Celebrar cada conista progrsso alcançado no autogerenciamento do TDAH.

- Reconhecer o próprio esforço dedicação ao longo da jornada.

O plano de ção para o TDAH na vida adulta é uma ferramenta dinâmica e personlizd, daptada às necessidades e realidades de cada indivíduo. O compromisso com a autogestão, a busca por apoio adequado e o desenvolvimento de estratégias práticas são fundamentais para enfrentar os desafios do TDAH e viver uma vida plena e significativa. Lembre-se de que cada passo dado é valioso e que você tem o potencial para alcançar suas metas e aspirações pessoais, independente dos obstáculos que possam surgir. Com determinação e cuidado consigo mesmo, você está no caminho certo para encontrar o equilíbrio e superar os desafios do TDAH na vida adulta.

13. Desenvolvimento de Estratégias para a Vida Social:

- Praticar a escuta ativa e o interesse genuíno nas interações sociais.

- Buscar o equilíbrio entre momentos de interação social e momentos de recolhimento para recarregar energias.

14. Evitar a Procrastinação:

- Identificar padrões de procrastinação e buscar formas de enfrentá-los.

52 / 106

- Estabelecer prazos realistas e quebrar tarefas maiores em partes menores para facilitar o progresso.

15. Administração Financeira:

- Criar um sistema de organização financeira para evitar a impulsividade nas compras e controlar gastos.

- Buscar orientações sobre gestão financeira com profissionais especializados, se necessário.

16. Estímulo à Criatividade e Hobbies:

- Priorizar atividades criativas e hobbies que tragam satisfação e prazer.

- Permitir-se explorar novas paixões e interesses, sem se preocupar com o julgamento externo.

17. Comunicação com Parceiros e Familiares:

- Conversar abertamente com parceiros(as) e familiares sobre as particularidades do TDAH e como podem colaborar no apoio mútuo.

- Estabelecer expectativas claras e compartilhar as necessidades individuais.

KaiqueAuré 1

18. Acompanhamento Médico Regular:

- Manter um acompanhamento médico egla com profissionais especializados no TDAH para ajust de medicações, se for o caso, e avaliação da evolução do tratamento.

19. Networkng e Oportnidads Profissionais:

- Participr de eventos e grpos rlacionados à área de interesse profissional para amplir o networking.

- Estar berto() a novas oportunidades e parcerias que possam surgir.

20. Celebrar o Autocuidado e as Conquistas:

- Reconhecer a importância do autocuidado e reservar tempo para se cuidar física e emocionalmente.

- Comemorar cada conquista alcançada, por menor que seja, reconhecendo o próprio esforço e perseverança.

21. Ser Flexível e Adaptável:

- Estar aberto(a) a adaptações no plano de ação, conforme a vida evolui e surgem novos desafios.

- Ser flexível e aceitar que ajustes podem ser necessários para manter o equilíbrio e o bem-estar.

22. Cultivar Relações Positivas:

- Priorizar relações interpessoais saudáveis e positivas que ofereçam apoio emocional e encorajamento.



- Evitar relacionamentos tóxicos que possam aumentar o estresse e afetar o bem-estar.

23. Conectar-se com a Natureza:

- Aproveitar momentos ao ar livre, em contato com a natureza, para reduzir o estresse e a ansiedade.

- Praticar atividades que proporcionem bem-estar, como caminhadas ou momentos de contemplação.

24. Buscar Inspirar-se em Exemplos Positivos:

- Buscar inspiração em histórias de pessoas que lidaram com sucesso o TDAH na vida adulta.

- Aprender com exemplos positivos e adaptar estratégias que possam ser úteis em sua própria jornada.

25. Gratidão e Reconhecimento:

li o

- Cultivar a gratidão diariamente, focando nas coisas positivas e nas cnquistas alcançadas.

- Reconhecer e valorizar as próprias qualidades e capacidades, frtalecendo a

Kai queAuré

autoestima.

Este plano de ação para o TDAH na vida adlta uma orientação adaptável e personalizada. Cada pessoa pod ajstá-lo conforme suas necessidades, prioridades e valores individais. É ssencial lembrar que o TDAH não define a identidde de lguém, e cada passo dado em direção ao autogerenciamento é uma vitóri que merece ser clbrada. Com dedicação, perseverança e a busca por apoio dequado, é possível viver uma vida plena, significativa e bem- sucedid, encontrando o equilíbrio necessário para enfrentar os desafios do TDAH n vid dulta com confiança e resiliência.

54 / 106

## Capítulo 16: Suporte Social e Grupos de Apoio

Suporte Social e Grupos de Apoio para Lidar com o TDAH na Vida Adulta O suporte social desempenha um papel fundamental na jornada de

enfrentamento do TDAH na vida adulta. Compartilhar experiências, receber encorajamento e trocar informações com pessoas que vivenciam desafios semelhantes pode ser extremamente benéfico. Nesse sentido, os grupos de apoio são uma ferramenta valiosa para aqueles que buscam suporte emocional e compreensão.

Benefícios dos Grupos de Apoio:

1. Compreensão Mútua: Participar de um grupo de apoio oferece a oportunidade de se conectar com outras pessoas que enfrentam os mesmos desafios do TDAH na vida adulta. Essa compreensão mútua pode reduzir o sentimento de isolamento e proporcionar um ambiente acolhedor para

compartilhar experiências. l i

Kai queAuré

2. Troca de Estratégias: Nos grupos de apoio, os membros podem compartilhar

suas estratégias de enfrentamento, fornecendo novas ideias e abordagens que podem ser úteis no autogernciamento do TDAH.

3. Aprendizado Contíno: A intração com otos membros do grupo pode proporcionr prendizados constantes sobre o TDAH, suas nuances e formas de superr os desafios.

4. Redução do Estresse: Expressar sentimentos, medos e preocupações em um ambiente seguro e compreensivo pode reduzir significativamente o estresse e a ansiedade.

5. Estímulo à Autocompaixão: O suporte recebido e a empatia dos demais membros podem estimular a autocompaixão e a valorização do próprio esforço na jornada com o TDAH.

6. Sentimento de Pertencimento: Participar de um grupo de apoio pode proporcionar um senso de pertencimento e de fazer parte de uma comunidade que se apoia mutuamente.

7. Reforço Positivo: Os membros do grupo podem incentivar e elogiar as conquistas uns dos outros, o que reforça a motivação e a sensação de progresso.

Encontrando Grupos de Apoio:

55 / 106

Para encontrar grupos de apoio para o TDAH na vida adulta, algumas opções incluem:

- Pesquisar em instituições de saúde locais, clínicas ou hospitais que ofereçam grupos de apoio para pessoas com TDAH.

- Procurar por grupos de apoio online ou em redes sociais, onde é possível se conectar virtualmente com pessoas de diversas localidades.

- Entrar em contato com organizações ou associações voltadas para o TDAH, que podem oferecer informações sobre grupos de apoio em sua região.

É importante destacar que a participação em grupos de apoio é voluntária, e cada pessoa pode escolher a modalidade que melhor se adapte às suas preferências e necessidades. Os grupos de apoio não substituem tratamentos médicos ou terapêuticos, mas podem ser um complemento valioso ao suporte profissional. Encontrar uma comunidade de pessoas que compartilham a jornada do TDAH pode fazer uma grande diferença na construção de uma rede de apoio e no desenvolvimento de habilidades para lidar com os desafios da vida adulta com TDAH com mais confiança e resiliência.l i

Kai queAuré

Além dos grupos de apoio, outras formas de suporte socia podem ser

igualmente significativas no enfrentamento do TDAH na vida adulta:

1. Família e Amigos: Comnicar-s abertamente com familiares e amigos próximos sobre o TDAH pod criar uma rede de apoio valiosa. Eles podem oferecer suporte emocional, ajdar com tarefas práticas e serem parceiros no desenvolvimento de estratégias d autogerenciamento.

2. Parceiro() Romântico(a): Se você está em um relacionamento amoroso, compartilhr sus experiências e desafios do TDAH com seu parceiro(a) pode fortalecer a intimidade e a compreensão mútua. O apoio do(a) parceiro(a) pode ser fundamental para alcançar um equilíbrio e enfrentar os obstáculos juntos.

3. Profissionais de Saúde: Além de grupos de apoio, é importante manter uma comunicação aberta com profissionais de saúde, como psiquiatras, psicólogos e terapeutas. Eles podem fornecer orientação especializada, ajustar medicações quando necessário e ajudar a desenvolver estratégias personalizadas de enfrentamento.

4. Colegas de Trabalho: Se sentir confortável, compartilhe com colegas de trabalho sobre o TDAH e suas necessidades, especialmente quando se trata de adaptações razoáveis no ambiente profissional. Uma equipe de trabalho compreensiva pode criar um ambiente mais acolhedor e produtivo.

5. Participação em Grupos de Interesses Comuns: Além de grupos de apoio



específicos para o TDAH, engajar-se em atividades e grupos de interesses comuns pode proporcionar uma sensação de pertencimento e conexão com outras pessoas com gostos e objetivos similares.

6. Mentoria e Apoio Profissional: Buscar orientação e apoio de profissionais que atuam em áreas de interesse ou metas profissionais pode ser valioso para o crescimento pessoal e profissional. A mentoria pode oferecer insights e inspiração para avançar em sua carreira.

7. Aplicativos e Comunidades Online: Existem aplicativos e comunidades online voltados para o TDAH na vida adulta, onde é possível compartilhar experiências, obter informações e se conectar com outras pessoas enfrentando desafios similares.

Lidar com o TDAH na vida adulta pode ser mais fácil quando se tem uma rede de apoio sólida. A troca de experiências, o compartilhamento de estratégias e o apoio emocional podem fazer uma grande diferença no desenvolvimento de habilidades de enfrentamento e no alcance de uma vida mais equilibrada e

l

bem-sucedida. É importante lembrar que buscar suporte social não é sinal de

fraqueza, mas sim de autocompaixão e busca por um caminho de crescimento pessoal e superação dos desafios impostos pelo TDAH. Ao unir o suporte profissional, a compreensão dos amigos e familiares e a conexão com grupos de apoio, você estará fortalecendo-se para viver plenamente e com confiança sua jornada com o TDAH na vida adulta.

**Capítulo 17: Empoderamento e Resiliência**

Empoderamento e Resiliência no Enfrentamento do TDAH na Vida Adulta

O empoderamento e a resiliência são elementos-chave para uma abordagem positiva e eficaz no enfrentamento do TDAH na vida adulta. Eles ajudam a fortalecer a confiança, a autoestima e a capacidade de superar adversidades, permitindo uma vida mais satisfatória e plena. Aqui estão algumas maneiras de cultivar o empoderamento e a resiliência:

1. Conhecimento e Educação: Buscar conhecimento sobre o TDAH, seus sintomas e impactos na vida adulta é fundamental para se sentir capacitado(a) para lidar com os desafios. A educação contínua ajuda a compreender melhor o próprio funcionamento cerebral e como implementar estratégias adequadas.

2. Aceitação e Autocompaixão: Aceitar-se integralmente, com suas virtudes e

li o

dificuldades, é um passo importante para o empoderamento. A autcmpaixão

permite tratar-se com gentileza diante de eventuais falhas ou mments desafiadores.

Kai queAuré

3. Definição de Metas e Prioridades: Estabelece metas reaistas e alinhadas com seus valores e interesss pssoais ajda a direcionar o foco e a energia para o que realmente importa.

4. Desenvolvmento de Habilidads: Identificar as habilidades

necessárias para lidar com os desafos do TDAH buscar o desenvolvimento contínuo é uma forma poderos de empoderamento. Isso inclui habilidades de organização, gerencimento do tempo, comunicação e tomada de decisões.

5. Comemoração das Conquistas: Celebrar cada conquista, por menor que seja, reforça o sentimento de realização e incentiva a perseverança diante dos obstáculos.

6. Criação de Uma Rede de Suporte: Construir uma rede de apoio composta por amigos, familiares e profissionais de saúde é essencial para o empoderamento. Essas pessoas podem oferecer suporte emocional, encorajamento e orientação ao longo da jornada.

7. Desenvolvimento da Resiliência Emocional: Cultivar a resiliência emocional é essencial para enfrentar as adversidades do TDAH. Aprender a lidar com as emoções, buscar soluções construtivas e aprender com as experiências são aspectos importantes da resiliência.

8. Foco nas Soluções, não nos Problemas: Direcionar a atenção para as

58 / 106

soluções e alternativas, em vez de ficar preso(a) nos problemas, ajuda a

encontrar caminhos para superar os desafios.

9. Aprender com os Erros: Encarar os erros como oportunidades de aprendizado e crescimento pessoal é uma atitude resiliente. A capacidade de adaptar-se e melhorar é fundamental para enfrentar o TDAH com resiliência.

10. Acreditar em Si Mesmo(a): Cultivar a crença em suas próprias capacidades e forças é essencial para o empoderamento. Acreditar que é capaz de enfrentar os desafios e alcançar seus objetivos é o primeiro passo para o sucesso.

O empoderamento e a resiliência caminham lado a lado na jornada de enfrentamento do TDAH na vida adulta. Ao reconhecer seu próprio valor, buscar o conhecimento e as habilidades necessárias, e contar com uma rede de apoio, você estará fortalecido(a) para enfrentar os desafios com confiança e resiliência. Acreditar em si mesmo(a) e adotar uma abordagem positiva diante

li o

das adversidades são fatores essenciais para viver uma vida plena e bem- sucedida, independentemente dos desafios que o TDAH possa apresentar.

Kai queAuré

11. Praticar o Autocontrole: O desenvolvimento do autocontroe é essencial no

enfrentamento do TDAH. Aprender a gerencia impulsos e reações emcionais pode ajudar a evitar decisõs impulsivas e melhorar a tomada de decisões.

12. Buscar o Equilíbrio: Encontrar o qilíbio ente as diferentes áreas da vida, como trblho, relacionamntos, lazer e atocuidado, é fundamental para o bem-estr. Prorzar o eilíbrio prmite evitar o esgotamento e reduzir o estresse.

13. Lidar com Autocrítica: Reconhecer a tendência ao perfeccionismo e à autocrítica excessiva é importante para o empoderamento. Substituir autocríticas por autocompaixão e reconhecer o progresso é essencial para construir uma autoimagem positiva.

14. Aproveitar as Habilidades Únicas do TDAH: O TDAH também traz consigo habilidades e características únicas, como a criatividade, a hiperfoco e a capacidade de enxergar conexões entre ideias distintas. Reconhecer e aproveitar essas habilidades pode ser uma fonte de empoderamento.

15. Cultivar a Paciência: Lidar com o TDAH pode exigir paciência consigo mesmo(a) e com o processo de aprendizado. Aceitar que os resultados positivos podem levar tempo é uma atitude resiliente.

16. Praticar a Flexibilidade: Ser flexível diante de mudanças de planos e

imprevistos é uma habilidade importante na vida adulta com TDAH. Adotar uma

59 / 106

mentalidade aberta para novas abordagens e soluções é essencial para o enfrentamento.

17. Estabelecer Limites Saudáveis: Aprender a dizer "não" quando necessário e estabelecer limites saudáveis nas relações e atividades é importante para evitar a sobrecarga e manter o equilíbrio emocional.

18. Buscar Momentos de Descanso: Reservar tempo para descanso e autocuidado é essencial para recarregar as energias e manter o bem-estar emocional.

19. Encarar os Desafios como Oportunidades de Crescimento: Em vez de ver os desafios como obstáculos intransponíveis, encare-os como oportunidades de crescimento e aprendizado. Cada dificuldade superada fortalece a resiliência.

20. Celebrar a Jornada: Ao longo do caminho, celebre cada passo dado em

li o

direção ao autogerenciamento do TDAH. Cada conquista, por menr que seja, merece ser reconhecida e comemorada.

O empoderamento e a resiliência são um processo contínuo, e é nrmal encontrar desafios ao longo da jornada. Lembe-se de que você tem a capacidade de enfrentar os dsafios do TDAH com força, coragem e determinação. Ao se apoiar msu própio poder interno e em uma rede de suporte, você estará capacitado(a) a consti uma vida plena e significativa, aproveitndo s oportnidads para crescer e prosperar, independentemente do TDAH. Cd passo dado rmo ao empoderamento e à resiliência é uma demonstrção de sua capacidade de superação e de viver com propósito e satisfação em sua jornada com o TDAH na vida adulta.

60 / 106

## Capítulo 19: Tecnologia e TDAH

Tecnologia e TDAH: Aliados no Autogerenciamento e Desafios a Considerar A tecnologia desempenha um papel significativo no cotidiano atual, e para

pessoas com TDAH, pode ser tanto uma aliada no autogerenciamento quanto um desafio a ser considerado. Aqui estão algumas maneiras como a tecnologia pode beneficiar e também alguns pontos importantes a serem observados:

Benefícios da Tecnologia:

1. Aplicativos de Produtividade: Existem diversos aplicativos de organização e gerenciamento de tarefas que podem ajudar pessoas com TDAH a manterem- se mais focadas e produtivas. Listas de tarefas, lembretes, agendas eletrônicas e blocos de notas digitais podem ser recursos valiosos para a organização diária.

li o

2. Ferramentas de Gerenciamento do Tempo: Aplicativos de rastreament de tempo e cronômetros podem auxiliar na administração do temp, evitando a

Kai queAuré

procrastinação e permitindo a definição de peíodos de trabaho e descanso.

3. Suporte para a Memória: Tcnologias como lembretes de compromissos, alarmes e agendas digitais podm ajda a lembrar de eventos e prazos importantes, mnmizando os squcimentos fequentes do TDAH.

4. Recursos de Aprendizado: Plataformas educacionais online, cursos virtuais e aplicativos intertvos podem ser ótimas opções para aprender novas habilidades e mpliar o conhecimento.

5. Apoio Emocional: Grupos de apoio online e comunidades virtuais podem fornecer suporte emocional e a oportunidade de conectar-se com outras pessoas que enfrentam desafios similares.

Pontos de Atenção:

1. Distrações Online: A facilidade de acesso à internet pode levar a distrações constantes, como redes sociais, jogos e conteúdo não relacionado ao trabalho ou estudo. É importante estar atento(a) ao uso consciente da tecnologia.

2. Dependência Tecnológica: Reter-se exclusivamente à tecnologia para o gerenciamento do TDAH pode limitar o desenvolvimento de habilidades de autogerenciamento fora do ambiente digital. É essencial equilibrar o uso de recursos tecnológicos com outras abordagens práticas.

61 / 106

3. Sobrecarga de Informações: O grande volume de informações disponíveis online pode ser avassalador para quem tem TDAH. É importante aprender a filtrar o conteúdo relevante e evitar a sobrecarga cognitiva.

4. Hábitos Saudáveis: O uso excessivo de dispositivos eletrônicos, especialmente à noite, pode afetar negativamente a qualidade do sono. É fundamental estabelecer limites para o uso da tecnologia e priorizar o descanso adequado.

5. Equilíbrio entre Tecnologia e Atividades ao Ar Livre: É importante equilibrar o tempo gasto em dispositivos eletrônicos com atividades ao ar livre e momentos de desconexão para promover o bem-estar físico e mental.

A tecnologia pode ser uma poderosa aliada no autogerenciamento do TDAH na vida adulta, desde que utilizada de forma consciente e equilibrada. Ao adotar estratégias tecnológicas em conjunto com outras abordagens práticas, como a criação de rotinas, a prática de mindfulness e a busca por apoio social, é possível maximizar os benefícios da tecnologia e superar os desafios do TDAH

KaiqueAuré 1

de forma eficaz. Cada pessoa pode explorar e ajustar o uso da tecnologia de

acordo com suas necessidades e preferências, encontrando o equilíbrio ideal para uma vida produtiva, saudável e realizada.

6. Tecnologia Adaptativa: A tcnologia também oferece recursos adaptativos para pessoas com TDAH. Por xmplo, softwaes que fornecem suporte na leitura e escrt, como corrtors ortográficos e aplicativos de reconhecimento de voz, podem facilitar a comnicação e o aprendizado.

7. Acesso à Informação: A internet proporciona fácil acesso a informações sobre o TDAH, trtmentos, estratégias de enfrentamento e histórias inspiradoras de outras pessoas que vivem com o transtorno. Essa disponibilidade de conhecimento pode capacitar indivíduos com TDAH a tomar decisões informadas sobre sua saúde e bem-estar.

8. Autodescoberta e Autoconhecimento: Plataformas de aprendizado online e aplicativos de desenvolvimento pessoal podem ser uma maneira valiosa de explorar interesses pessoais, habilidades e talentos, auxiliando na autodescoberta e no fortalecimento da autoestima.

9. Monitoramento da Saúde Mental: Existem aplicativos e
dispositivos wearable que permitem monitorar o humor, ansiedade e
outras variáveis de saúde mental. Essas ferramentas podem auxiliar
na identificação de padrões e no acompanhamento do bem-estar
emocional.

10. Uso Criativo: A tecnologia pode ser usada de forma criativa para
expressar

62 / 106

emoções, compartilhar experiências e se conectar com outras
pessoas por meio de blogs, vlogs e plataformas de mídia social,
permitindo que indivíduos com TDAH encontrem uma voz e
comunidade.

11. Gamificação: Jogos educativos e aplicativos gamificados podem
ser úteis para desenvolver habilidades cognitivas e de
autogerenciamento, tornando a aprendizagem e o
autodesenvolvimento mais envolventes e divertidos.

12. Conexão com Profissionais de Saúde: A telemedicina e a
teleterapia têm se tornado mais acessíveis, possibilitando que
pessoas com TDAH se conectem com profissionais de saúde mental
remotamente, facilitando o acesso a tratamentos especializados.

É importante lembrar que a tecnologia é uma ferramenta, e o seu uso
eficaz depende do indivíduo. É essencial manter um equilíbrio
saudável entre o uso da tecnologia e outras atividades importantes na
vida, como o convívio social, exercícios físicos e momentos de
desconexão digital. Além disso, para aqueles que percebem que o
uso excessivo de tecnologia pode ser um desafio,

Aé l

estabelecer limites e criar um ambiente propício ao
autogerenciamento do TDAH é fundamental para garantir uma
relação positiva com a tecnologia.

Ao aproveitar os benefícios da tecnologia e estar ciente dos possíveis desafios, pessoas com TDAH podem utilizar essas ferramentas de forma empoderada para melhorar a qualidade de vida, a produtividade e o bem-estar emocional. Com equilíbrio, autocompaixão e autodisciplina, a tecnologia pode ser uma aliada valiosa na jornada de autodescoberta e autogerenciamento do TDAH na vida adulta.

63 / 106

**Capítulo 20: TDAH e Saúde Mental**

TDAH e Saúde Mental: Compreendendo a Interseção e a Importância do Cuidado Integral

O Transtorno do Déficit de Atenção e Hiperatividade (TDAH) está diretamente relacionado à saúde mental, pois afeta aspectos fundamentais do funcionamento cognitivo e emocional. Compreender a interseção entre o TDAH e a saúde mental é essencial para um cuidado integral e abrangente. Aqui estão alguns pontos importantes a considerar:

1. Desafios Emocionais do TDAH: Pessoas com TDAH frequentemente experimentam desafios emocionais, como ansiedade, baixa autoestima, frustração e irritabilidade. A dificuldade em manter a atenção, a impulsividade e a hiperatividade podem causar estresse e afetar negativamente o bem-estar emocional.

li o

2. Comorbidades Psiquiátricas: O TDAH pode coexistir com outras cndições de saúde mental, como transtornos de ansiedade, depressão, transtrns de

Kai queAuré

humor e transtornos do sono. O tratamento adequado do TDAH deve considerar essas comorbidades para promove a recuperação cmpleta.

3. Impacto nas Relações Intrpssoais: Os sintomas do TDAH podem afetar as relações interpessoais, tanto pssoais qanto pofissionais. Dificuldades de comunicção, mpulsividad dsorganização podem gerar conflitos e isolamento socl.

4. Autocompxão e Autoestima: O TDAH pode levar a uma autocrítica exacerbd, levando a baixa autoestima e sentimentos de inadequação. Praticar a autocompaixão e o cuidado consigo mesmo(a) é fundamental para fortalecer a saúde mental.

5. Busca por Tratamento Multidisciplinar: O cuidado integral do TDAH requer uma abordagem multidisciplinar, envolvendo profissionais de saúde mental, como psiquiatras, psicólogos e terapeutas, além de outros especialistas, como neurologistas e fonoaudiólogos.

6. Terapia Cognitivo Comportamental (TCC): A TCC é uma abordagem terapêutica comprovadamente eficaz para o TDAH e condições relacionadas. Ela auxilia na identificação de padrões disfuncionais de pensamento e comportamento, fornecendo estratégias práticas para enfrentar os desafios.

7. Importância do Autogerenciamento: Aprendendo a gerenciar os sintomas do TDAH, como a distração e a impulsividade, indivíduos podem desenvolver uma

64 / 106

maior sensação de controle sobre suas vidas e bem-estar mental.

8. Práticas de Autocuidado: Incluir práticas de autocuidado, como exercícios físicos regulares, meditação, hobbies e momentos de relaxamento, é essencial para a manutenção da saúde mental e o alívio do estresse relacionado ao TDAH.

9. Suporte Social: O apoio emocional de familiares, amigos e grupos de apoio pode ser uma fonte valiosa de suporte para indivíduos com

TDAH, ajudando a reduzir o isolamento e proporcionando um ambiente de compreensão e aceitação.

10. Atenção à Autoestima: Combater o estigma associado ao TDAH e à saúde mental é fundamental para promover uma cultura de aceitação e encorajamento, onde cada pessoa pode buscar ajuda sem medo de julgamentos.

li o

Ao abordar o TDAH e a saúde mental de forma integral, indivídus pdem desenvolver uma maior resiliência emocional e fortalecer suas habilidades de

Kai queAuré

enfrentamento. Reconhecer que a saúde mental tão importante quant a

saúde física é essencial para uma vida plena e significativa. Com um cuidado integrado e compreensivo, é possível vive bem com TDAH, buscando uma vida equilibrada, produtiva e emocionalmente sadável.

11. Psicoeducção: A psicodcação desempenha um papel crucial no tratamento do TDAH e da saúd mental. Entender a natureza do transtorno, seus sintoms e como eles afetam a vida cotidiana é fundamental para desenvolver uma visão realista e consciente do próprio funcionamento.

12. Monitoramento e Acompanhamento Contínuo: O TDAH é um transtorno crônico, e o cuidado com a saúde mental deve ser contínuo. O acompanhamento regular com profissionais de saúde é essencial para avaliar a eficácia do tratamento e realizar ajustes quando necessário.

13. Estratégias de Resolução de Problemas: Aprender estratégias de resolução de problemas é importante para enfrentar os desafios diários do TDAH. Identificar obstáculos, buscar alternativas e

implementar soluções práticas pode reduzir o estresse e aumentar a sensação de controle sobre a própria vida.

14. Administração da Medicação: Para algumas pessoas com TDAH, a medicação pode ser uma parte importante do tratamento, auxiliando no controle dos sintomas. É essencial seguir as orientações médicas e comunicar quaisquer efeitos colaterais ou preocupações.

65 / 106

15. Promoção da Qualidade de Vida: O tratamento do TDAH e da saúde mental deve visar à melhoria da qualidade de vida como um todo. Isso inclui o equilíbrio entre trabalho, relacionamentos, lazer e autocuidado.

16. Redução do Estigma: Promover uma compreensão aberta e inclusiva do TDAH e da saúde mental é essencial para reduzir o estigma e permitir que aqueles que enfrentam o transtorno se sintam aceitos e apoiados em suas jornadas.

17. Abordagem Individualizada: Cada pessoa com TDAH é única e responde de maneira diferente às estratégias de tratamento. Uma abordagem individualizada, adaptada às necessidades e preferências de cada indivíduo, é fundamental para o sucesso do tratamento.

18. Incentivo à Autonomia: Capacitar pessoas com TDAH a tomar decisões informadas e a assumir um papel ativo em seu próprio tratamento é essencial para o empoderamento e o desenvolvimento de habilidadeslide o

autogerenciamento.

Kai queAuré

19. Conscientização sobre os Sintomas: Tanto para as próprias pessas cm

TDAH quanto para seus familiares e amigos, a conscientização sbre s sintomas e os desafios relacionados pode fotalecer o suporte emocional e melhorar a compreensão múta.

20. Celebrção das Conistas: Rconhecer e celebrar cada conquista, por menor que sej, é mportant para fortalecer a motivação e a confiança no enfrentmento do TDAH e dos desafios da saúde mental.

Ao integrr esses aspectos no tratamento do TDAH e da saúde mental, é possível proporcionar um cuidado abrangente, capacitando os indivíduos a desenvolverem habilidades de autogerenciamento, enfrentar desafios e alcançar uma vida plena e significativa. Com compreensão, empatia e um cuidado integral, é possível criar um ambiente de apoio e compreensão para todos que enfrentam o TDAH e buscam alcançar uma saúde mental equilibrada e bem-estar emocional.

66 / 106

## Capítulo 21: Comunicação com o Profissional de Saúde

A comunicação eficaz com o profissional de saúde é fundamental para o tratamento adequado do TDAH e a promoção da saúde mental. Aqui estão algumas dicas para uma comunicação efetiva:

1. Prepare-se para a Consulta: Antes da consulta, organize suas principais preocupações e sintomas que deseja discutir com o profissional. Anote suas perguntas e observações para garantir que você aborde todos os pontos importantes durante a consulta.

2. Seja Aberto e Honesto: Compartilhe abertamente seus pensamentos, sentimentos e experiências relacionados ao TDAH. A honestidade é essencial para que o profissional entenda sua situação de forma completa e possa fornecer o melhor suporte possível.

li o

3. Descreva seus Sintomas: Descreva seus sintomas de forma clara e detalhada.

Compartilhe como eles afetam sua vida cotidiana, relacionaments, trabalho e outras áreas importantes.

Kai queAuré

4. Faça Perguntas: Não hesite em fazer pegntas ao profissonal de saúde. Entender o tratamento proposto, possíveis efeitos colaterais de medicações e outras informações relevants é ssencial paa tomar decisões informadas sobre o cuidado com o TDAH.

5. Comprtilhe seu Histórico Médico: Informe o profissional sobre seu histórico médico, trtmentos anteriores e eventuais medicações que esteja tomando. Isso ajudrá o profssional a tomar decisões mais informadas sobre o tratamento.

6. Solicite Explicações Claras: Se algo não estiver claro, peça explicações adicionais. Entender o plano de tratamento, terapias recomendadas e metas terapêuticas é importante para estar alinhado com o profissional no processo de cuidado.

7. Compartilhe Mudanças: Informe o profissional sobre quaisquer mudanças em seus sintomas, efeitos da medicação ou progresso no tratamento. Isso permitirá ajustes necessários ao longo do caminho.

8. Anote Recomendações: Anote as recomendações e orientações do profissional durante a consulta. Isso ajudará a lembrar os pontos discutidos e a seguir o plano de tratamento de forma consistente.

9. Comunique suas Preferências: Se você tiver preferências específicas em



relação ao tratamento, como abordagens terapêuticas ou opções de medicação, compartilhe-as com o profissional. O cuidado deve ser personalizado de acordo com suas necessidades e preferências.

10. Estabeleça uma Parceria: O tratamento do TDAH é mais eficaz

quando há uma parceria colaborativa entre o paciente e o profissional de saúde. Esteja aberto(a) a contribuir com suas experiências e seguir as orientações do profissional para alcançar o melhor resultado possível.

Uma comunicação clara e aberta com o profissional de saúde é essencial para um tratamento bem-sucedido do TDAH e para garantir que suas necessidades e preocupações sejam atendidas. Lembre-se de que o profissional está lá para apoiá-lo(a) em sua jornada e que a sua participação ativa no cuidado é fundamental para alcançar uma vida plena e equilibrada com o TDAH.

11. Psicoeducação: A psicoeducação desempenha um papel crucial no

li o

tratamento do TDAH e da saúde mental. Entender a natureza do transtrno,

seus sintomas e como eles afetam a vida cotidiana é fundamental para

desenvolver uma visão realista e consciente do próprio funconament.

Kai queAuré

12. Monitoramento e Acompanhamento Contínuo: O TDAH é um transtrn crônico, e o cuidado com a saúd mental deve ser contínuo. O acompanhamento reglar com profissionais de saúde é essencial para avaliar a eficácia do tratamento e realizar ajustes qando necessário.

13. Estrtégis de Resolção d Problemas: Aprender estratégias de resolução de problems é mportante para enfrentar os desafios diários do TDAH. Identificr obstáculos, buscar alternativas e implementar soluções práticas pode reduzir o estresse e aumentar a sensação de controle sobre a própria vida.

14. Administração da Medicação: Para algumas pessoas com TDAH,

a medicação pode ser uma parte importante do tratamento,
auxiliando no controle dos sintomas. É essencial seguir as
orientações médicas e comunicar quaisquer efeitos colaterais ou
preocupações.

15. Promoção da Qualidade de Vida: O tratamento do TDAH e da
saúde mental deve visar à melhoria da qualidade de vida como um
todo. Isso inclui o equilíbrio entre trabalho, relacionamentos, lazer e
autocuidado.

16. Redução do Estigma: Promover uma compreensão aberta e
inclusiva do TDAH e da saúde mental é essencial para reduzir o
estigma e permitir que aqueles que enfrentam o transtorno se sintam
aceitos e apoiados em suas jornadas.

68 / 106

17. Abordagem Individualizada: Cada pessoa com TDAH é única e
responde de maneira diferente às estratégias de tratamento. Uma
abordagem individualizada, adaptada às necessidades e preferências
de cada indivíduo, é fundamental para o sucesso do tratamento.

18. Incentivo à Autonomia: Capacitar pessoas com TDAH a tomar
decisões informadas e a assumir um papel ativo em seu próprio
tratamento é essencial para o empoderamento e o desenvolvimento
de habilidades de autogerenciamento.

19. Conscientização sobre os Sintomas: Tanto para as próprias
pessoas com TDAH quanto para seus familiares e amigos, a
conscientização sobre os sintomas e os desafios relacionados pode
fortalecer o suporte emocional e melhorar a compreensão mútua.

20. Celebração das Conquistas: Reconhecer e celebrar cada
conquista, por

li o

menor que seja, é importante para fortalecer a motivação e a
confiança n enfrentamento do TDAH e dos desafios da saúde

mental.

Kai queAuré

Ao integrar esses aspectos no tratamento do TDAH e da saúde
mental, é

possível proporcionar um cuidado abrangente, capacitando os
ndivídus a desenvolverem habilidades d autogerenciamento,
enfrentar desafios e alcançar uma vida plena e significativa. Com
compreensão, empatia e um cuidado integral, é possível criar um
ambiente de apoio e compreensão para todos que enfrentam o TDAH
buscam alcançar uma saúde mental equilibrada e bem-estr
emocional.

21. Relate Mudnças no Ambiente de Vida: Se houver mudanças
significativas em seu mbiente de vida, como mudança de emprego,
estresse familiar ou outras circunstâncias, informe ao profissional de
saúde. Esses eventos podem impactar seu bem-estar e requerer
ajustes no tratamento.

22. Esclareça Dúvidas sobre o TDAH: Se surgirem dúvidas ou
preocupações sobre o TDAH, não hesite em perguntar ao
profissional. Compreender melhor o transtorno e seu impacto em sua
vida pode ajudá-lo(a) a lidar com os desafios de forma mais
informada.

23. Explique seu Contexto de Vida: Compartilhe informações sobre
seu contexto de vida, como responsabilidades familiares, ambiente
de trabalho e outras demandas diárias. Isso ajudará o profissional a
adaptar as estratégias de tratamento às suas necessidades específicas.

24. Comunique-se Durante o Tratamento: Mantenha uma
comunicação

constante com o profissional de saúde ao longo do tratamento.
Atualizar o

69 / 106

profissional sobre seu progresso e eventuais mudanças permitirá que ele acompanhe de perto seu desenvolvimento.

25. Envolva sua Rede de Apoio: Inclua sua rede de apoio, como familiares e amigos, no processo de tratamento. Comunicar suas necessidades e metas terapêuticas para aqueles que o cercam pode criar um ambiente de suporte mais eficaz.

26. Valorize suas Experiências e Percepções: Lembre-se de que você é o(a) especialista em sua própria vida. Valorize suas experiências e percepções, compartilhando-as com o profissional de saúde para que ele possa compreender completamente suas necessidades.

27. Aborde Questões Financeiras: Caso questões financeiras sejam um desafio para o tratamento, converse com o profissional sobre opções acessíveis, como planos de pagamento ou programas de assistência.

li o

28. Busque Segunda Opinião, se Necessário: Se você tiver dúvdas significativas ou sentir que suas necessidades não estão sendo atendidas, não hesite em

Kai queAuré

buscar uma segunda opinião de outro profissional de saúde.

29. Aproveite a Relação Terapêutica: relação entre o paciente e o profissional de saúde é fundamental para o tratamento do TDAH. Valorize e aproveite essa relação para fortalecer se sport emocional e enfrentar os desafios com mais confianç.

30. Celebre Seu Progresso: À medida que avança no tratamento do TDAH e da saúde mentl, celebre suas conquistas e progressos, por menores que sejam. Reconhecer sus realizações é uma forma de manter a motivação e o foco em uma vida plena e saudável.

Lembre-se de que a comunicação aberta e colaborativa com o profissional de saúde é uma parte essencial de sua jornada para enfrentar o TDAH e promover sua saúde mental. Não hesite em expressar suas necessidades, dúvidas e metas terapêuticas ao longo do tratamento. Com um cuidado personalizado e um suporte adequado, você estará no caminho para alcançar uma vida significativa e bem-estar emocional enquanto enfrenta os desafios do TDAH com confiança e resiliência.

31. Mantenha-se Aberto(a) a Aprendizagem: Esteja disposto(a) a aprender com o profissional de saúde e a adquirir novas habilidades para enfrentar os desafios do TDAH. A disposição para aprender e crescer contribuirá para um tratamento mais efetivo.

70 / 106

32. Estabeleça Metas Realistas: Juntamente com o profissional de saúde, estabeleça metas realistas para o tratamento do TDAH. Definir objetivos alcançáveis e mensuráveis ajudará a acompanhar seu progresso ao longo do tempo.

33. Mantenha-se Informado(a) sobre o Tratamento: Procure se informar sobre as abordagens terapêuticas e as estratégias de enfrentamento recomendadas pelo profissional de saúde. Compreender o tratamento permitirá que você se envolva de forma mais proativa em sua própria jornada de cuidado.

34. Pratique a Comunicação Assertiva: Desenvolver habilidades de comunicação assertiva ajudará você a expressar suas necessidades, limites e preocupações de forma clara e respeitosa durante as consultas e sessões de terapia.

35. Busque Equilíbrio e Autocuidado: Encontrar equilíbrio em sua rotina diária e incorporar práticas de autocuidado é fundamental paralgerenciarioestresse e

promover seu bem-estar emocional ao longo do tratamento.

Kai queAuré

36. Reconheça suas Conquistas: Celebre suas vitórias, mesmo que sejam

pequenas. Reconhecer seu progresso e conquistas ao ongo do tratamento é um incentivo poderoso para continuar se dedicando ao cuidado com o TDAH.

37. Expresse suas Necessidads d companhamento: Caso você sinta necessidde de um acompanhamnto mais frequente ou de um suporte adicionl, converse com o profissional de saúde. Adaptar o tratamento às suas necessiddes pode melhorar a eficácia do cuidado.

38. Aprend com as Dificuldades: Encare as dificuldades como oportunidades de aprendizado e crescimento. As adversidades podem oferecer insights valiosos sobre suas necessidades e desafios específicos, permitindo ajustar o tratamento de acordo com suas demandas.

39. Construa uma Rede de Apoio: Além do profissional de saúde, construa uma rede de apoio que inclua familiares, amigos ou grupos de suporte. Compartilhar experiências com pessoas que entendem suas lutas pode proporcionar conforto e incentivo.

40. Acredite em Si Mesmo(a): Tenha confiança em suas habilidades e capacidades. Acreditar em si mesmo(a) é um fator fundamental para superar os desafios do TDAH e promover sua saúde mental de maneira positiva.

Lembre-se de que o tratamento do TDAH é um processo contínuo, e cada pessoa responde de forma única ao cuidado. Ao adotar uma abordagem

71 / 106

proativa, aberta e colaborativa em sua jornada terapêutica, você estará fortalecendo seu poder de enfrentamento e alcançando uma vida plena e gratificante, mesmo com os desafios do TDAH.

li o Kai queAuré



## Capítulo 22: Lidando com a Desinformação sobre o TDAH

Lidando com a Desinformação sobre o TDAH: Orientações para uma

Compreensão Precisa

A desinformação sobre o Transtorno do Déficit de Atenção e Hiperatividade (TDAH) pode ser um obstáculo para uma compreensão precisa e um tratamento adequado. É essencial abordar a desinformação de forma assertiva e baseada em fatos. Aqui estão algumas orientações para lidar com esse desafio:

1. Busque Fontes Confiáveis: Procure informações sobre o TDAH em fontes confiáveis, como organizações de saúde mental, associações médicas e instituições de pesquisa. Essas fontes são fundamentadas em evidências científicas e fornecem informações precisas sobre o transtorno.

li o

2. Eduque-se sobre o TDAH: Invista tempo para aprender sobre o TDAH a partir

de fontes confiáveis. Quanto mais você entender o transtorno, seus sintmas e tratamentos, mais preparado(a) estará para combater a desinformaçã.

Kai queAuré

3. Compartilhe Informações Precisas: Qando se deparar com desnfrmação sobre o TDAH, compartilh informações pecisas e embasadas em pesquisas com outras pessoas. A dissminação de conhecimento é fundamental para desmistificar equívocos.

4. Evite Mitos e Estereótipos: Não dê crédito a mitos ou estereótipos associados ao TDAH. O trnstorno é ma condição médica real, e compreender sua naturez é crucial para oferecer o devido suporte.

5. Seja Paciente e Empático(a): Ao discutir o TDAH com outras pessoas, seja paciente e empático(a). Algumas pessoas podem ter concepções errôneas, mas abordar o assunto com compreensão pode ajudar a promover uma visão mais acurada do transtorno.

6. Comunique-se com Profissionais de Saúde: Se você tiver dúvidas ou preocupações sobre o TDAH, busque esclarecimentos com profissionais de saúde qualificados. Eles podem fornecer informações confiáveis e adequadas ao seu caso específico.

7. Relate-se sobre sua Experiência: Se você vive com TDAH, compartilhar sua experiência pessoal pode ajudar a conscientizar e combater estigmas. Contar sua história pode inspirar outros a buscarem ajuda e compreensão.

8. Evite Julgamentos: Evite julgar ou criticar pessoas que possam acreditar em



desinformação sobre o TDAH. Em vez disso, ofereça informações precisas com empatia e respeito.

9. Participe de Grupos de Apoio: Participar de grupos de apoio com outras pessoas afetadas pelo TDAH pode fornecer um ambiente de compreensão e troca de informações embasadas em experiências reais.

10. Contribua para a Conscientização: Colabore com iniciativas de conscientização sobre o TDAH em sua comunidade ou online. A divulgação de informações corretas é um passo importante para combater a desinformação.

Ao adotar uma abordagem ativa e informada para combater a desinformação sobre o TDAH, você pode contribuir para uma melhor compreensão do transtorno e promover um ambiente de apoio e aceitação para todos que vivem com essa condição. A educação e o conhecimento são poderosas ferramentas para desfazer equívocos e promover um diálogo baseado em fatos e respeito. 11. Sensibilize Educadores e Profissionais: Incentive a sensiblzaçãlio de

educadores, profissionais de saúde e outros membros da comundade em

Kai queAuré

relação ao TDAH. Dissemine informações precisas sobre o transtrn para que eles possam apoiar indivíduos com TDAH de maneira adequada e empática.

12. Desmistifique a Hiperatividad: Expliqe que a hiperatividade no TDAH não se resume apenas a uma criança agitada, mas engloba um conjunto de sintoms complexos e podm afetar diferentes aspectos da vida de uma pessoa.

13. Mostre s Realdades do TDAH na Vida Adulta: Muitas vezes, a desinformção se concentra apenas no TDAH infantil. Destaque que o transtorno também afeta a vida adulta e pode demandar adaptações e suporte em diversas áreas, como no trabalho e nas relações interpessoais.

14. Enfatize a Necessidade de Tratamento Individualizado: Cada pessoa com TDAH é única e requer um tratamento individualizado. Saliente que o tratamento pode envolver uma combinação de terapia, medicação e estratégias de enfrentamento personalizadas.

15. Incentive a Avaliação Profissional: Alerte sobre a importância de uma avaliação profissional para diagnosticar o TDAH corretamente. Evite o autodiagnóstico ou diagnósticos baseados em opiniões leigas.

16. Combata a Estigmatização: Desafie estereótipos e estigmas associados ao TDAH. Enfatize que o transtorno não é resultado de falta de disciplina ou de má educação, mas sim de uma condição

neurológica complexa.



17. Promova o Acesso ao Tratamento: Destaque a importância do acesso ao tratamento adequado para o TDAH, garantindo que todas as pessoas afetadas tenham a oportunidade de receber suporte e cuidado necessário.

18. Incentive a Pesquisa Científica: Apoie pesquisas científicas sobre o TDAH para avançar no conhecimento sobre o transtorno, suas causas e tratamentos mais efetivos.

19. Desenvolva Material Educativo: Colabore com a criação de material educativo sobre o TDAH, como panfletos informativos e cartilhas, para compartilhar em escolas, clínicas de saúde e outros locais relevantes.

20. Seja um Defensor do Conhecimento: Torne-se um defensor do conhecimento e da verdade sobre o TDAH. Compartilhe informações corretas nas redes sociais, participe de eventos de conscientização e promova a compreensão sobre o transtorno em seu círculo social.

li o

Lidar com a desinformação sobre o TDAH requer esforços coletvs para combater mitos e equívocos. Ao compartilhar informações precsas e

Kai queAuré

embasadas em evidências, podemos criar uma sociedade mas esclarecida,

inclusiva e acolhedora para todas as pessoas afetadas peo TDAH. A conscientização e a disseminação do conhecimento são passos essenciais para promover a compreensão do transtorno e eliminar estigmas, permitindo que todos possam alcançar ma vida plena e bem-estar emocional.



## Capítulo 23: Estabelecendo Metas Realistas

Estabelecendo Metas Realistas para o Gerenciamento do TDAH

Estabelecer metas realistas é essencial para um gerenciamento efetivo do Transtorno do Déficit de Atenção e Hiperatividade (TDAH). Definir objetivos alcançáveis e mensuráveis permite que você acompanhe seu progresso e sinta- se motivado(a) ao longo do tratamento. Aqui estão algumas orientações para estabelecer metas realistas:

1. Avalie suas Necessidades: Comece avaliando suas necessidades e desafios relacionados ao TDAH. Identifique as áreas específicas de sua vida que podem se beneficiar do estabelecimento de metas, como organização, produtividade, relacionamentos ou autocuidado.

2. Seja Específico(a) e Detalhado(a): Ao estabelecer metas, seja específico(a) e

li o

detalhado(a) sobre o que deseja alcançar. Defina claramente o que vcê

pretende realizar e quais ações concretas serão necessárias para atingir seus objetivos.

Kai queAuré

3. Divida as Metas em Etapas Menores: Metas gandes podem parecer avassaladoras. Divida-as em tapas menoes e mais gerencáves para facilitar o processo de alcance e mantr-s motivado(a) à medida que progride.

4. Defin Przos Realistas: Establça prazos realistas para suas metas.

Leve em considerção seu ritmo pessoal outros compromissos em sua vida diária para determinr um cronograma qeseja viável para você.

5. Priorize sus Metas: Selecione as metas que são mais importantes e relevantes para sua situação atual. Concentre-se naquelas que terão um impacto significativo em sua qualidade de vida e bem-estar emocional.

6. Monitore seu Progresso: Mantenha um registro de seu progresso em relação às metas estabelecidas. Isso permitirá que você avalie seu desempenho, faça ajustes quando necessário e celebre suas conquistas ao longo do caminho.

7. Seja Flexível: Esteja aberto(a) a fazer ajustes em suas metas conforme necessário. À medida que você avança no tratamento do TDAH, suas prioridades e necessidades podem mudar, e é importante adaptar suas metas de acordo.

8. Reconheça Limitações e Conquistas: Reconheça suas limitações e desafios, mas também celebre suas conquistas, mesmo que sejam pequenas. Cada passo em direção ao alcance de suas metas é significativo e merece



reconhecimento.

9. Busque : Compartilhe suas metas com familiares, amigos ou

profissionais de saúde. Contar com o apoio e encorajamento de outras pessoas pode ser um fator motivador para continuar trabalhando em direção aos seus objetivos.

10. Aprenda com Experiências Anteriores: Reflita sobre experiências anteriores em relação ao estabelecimento de metas. Identifique o que funcionou bem e o que pode ser melhorado para aplicar esse aprendizado no presente.

Estabelecer metas realistas é uma abordagem positiva para o

gerenciamento do TDAH. Ao estabelecer objetivos alcançáveis e acompanhá-los de perto, você estará fortalecendo sua resiliência, desenvolvendo habilidades de autogerenciamento e avançando na direção de uma vida plena e bem- sucedida com o TDAH.

li o

11. Pratique a Autocompaixão: Ao estabelecer metas para o gerenciamento do TDAH, lembre-se de ser gentil consigo mesmo(a) e praticar a autcmpaixão.

Kai queAuré

Reconheça que nem sempre tudo sairá como planejado, e está tud bem.

Tratar-se com compaixão e entender qetodos enfrentam desafs a lngo do caminho pode ajudá-lo(a) a prsistir e não se desmotivar dante de eventuais contratempos.

12. Utilize Ferrmentas e Aplicativos: proveite a tecnologia a seu favor! Utilize ferraments e plcativos d organização, lembretes e gerenciamento de tarefas pr uxlá-lo(a) a manter o foco e a organização. Eles podem ser recursos vlosos para apoiar seu progresso em direção às metas estabelecidas.

13. Aprenda com a Experiência: Caso você não alcance uma meta em um determinado prazo, não desista. Analise o que pode ser aprendido com essa experiência e utilize esses insights para ajustar seu plano de ação. Cada tentativa é uma oportunidade de crescimento e aprendizado.

14. Celebre cada Conquista: Não subestime o valor de cada passo que dá em direção às suas metas. Celebre cada conquista, por menor que seja, e reconheça seus esforços. O reconhecimento positivo do seu progresso aumentará sua motivação para continuar avançando.

15. Recompense-se: Estabeleça recompensas para si mesmo(a) ao atingir marcos importantes em suas metas. Essas recompensas

podem ser pequenos agrados que o(a) motivem ainda mais a persistir em direção aos seus objetivos.

16. Mantenha-se Consciente de seus Limites: Enquanto estabelece metas, seja



realista sobre seus limites e a carga de responsabilidades que você pode assumir. Equilibrar as demandas do tratamento do TDAH com outras áreas da vida é essencial para um bem-estar global.

17. Busque Apoio Profissional: Se sentir que está enfrentando dificuldades para atingir suas metas ou que precisa de orientação adicional, não hesite em buscar apoio profissional de um terapeuta ou coach especializado em TDAH. Eles podem oferecer estratégias e suporte personalizados para ajudá-lo(a) em seu progresso.

18. Acredite em suas Capacidades: Cultive a crença em suas capacidades e habilidades para superar os desafios do TDAH. Acreditar que você é capaz de alcançar suas metas é fundamental para manter a motivação e a perseverança.

19. Ajuste as Metas de Acordo com as Mudanças: À medida que seu tratamento avança e sua vida passa por mudanças, esteja disposto(a) a ajustar suas metas

li o

conforme necessário. Flexibilidade é uma habilidade importante para lidar com os altos e baixos do processo.

Kai queAuré

20. Compartilhe suas Conquistas: Compartilhe suas conquistas cm pessas

que se importam com você. Compartilha se pogresso com amgs e familiares pode fortalecer sus laços e traze ainda mais incentvo e apoio em sua jornada.

Estabelecer metas realistas é mcaminho eficaz para o gerenciamento do TDAH, permtndo ue você dsnvolva habilidades de autorregulação e alcance um vda mais eilibrada e satisfatória. Ao adotar uma abordagem positiva e perseverante, você estará no caminho para uma vida plena e bem- sucedid, encontrando seu próprio ritmo e superando desafios com confiança.

78 / 106

## Capítulo 24: TDAH e Criatividade

TDAH e Criatividade: Explorando a Conexão entre o Transtorno e a Expressão Criativa

O Transtorno do Déficit de Atenção e Hiperatividade (TDAH) é frequentemente associado a desafios na concentração, organização e no gerenciamento do tempo. No entanto, muitas pessoas com TDAH também possuem uma característica única e valiosa: a criatividade. A relação entre o TDAH e a criatividade é um campo fascinante de estudo e exploração. Vamos abordar alguns aspectos dessa conexão:

1. Pensamento Associativo: Pessoas com TDAH muitas vezes têm a habilidade de fazer conexões rápidas e inesperadas entre ideias e conceitos aparentemente desconexos. Esse pensamento associativo pode ser uma fonte valiosa de criatividade, permitindo a geração de novas ideias e abordagens

únicas. li o

2. Hiperfoco em Interesses: O TDAH pode levar a períodos de hperfc intenso,

Kai queAuré

nos quais a pessoa se concentra de forma extaordinária em um nteresse ou projeto específico. Esse estado de imersão pode estimuar a cratvidade e a produção artística ou intelctual.

3. Pensamento Fora da Caixa: A tndência das pessoas com TDAH de pensar fora da cix e questionar normas stabelecidas pode abrir caminho para soluções critvs e inovadoras para problemas e desafios.

4. Energi e Entusasmo: A energia e entusiasmo que muitas vezes acompnhm o TDAH podem ser canalizados para projetos criativos e empreendimentos artísticos, impulsionando a criatividade e a expressão pessoal.

5. Percepção Sensível: Pessoas com TDAH frequentemente têm percepções sensíveis e uma capacidade única de notar detalhes e nuances em seu ambiente. Essa sensibilidade pode enriquecer suas expressões criativas, seja na arte, na escrita ou em outras formas de criação.

6. Flexibilidade Cognitiva: A capacidade de mudar rapidamente o foco de atenção e adaptar-se a novas situações pode contribuir para a criatividade, permitindo que a pessoa aborde problemas de diferentes ângulos e encontre soluções originais.

7. Exploração de Interesses Diversos: Pessoas com TDAH frequentemente têm uma variedade de interesses e são atraídas por diferentes áreas do



conhecimento. Essa curiosidade e vontade de explorar pode inspirar a

criatividade em múltiplas esferas.

8. Resolução de Desafios Criativos: A capacidade de tolerar a ambiguidade e o caos, características frequentes do TDAH, pode ser útil na resolução de desafios criativos, especialmente em áreas que exigem abertura para experimentar e cometer erros.

Embora a criatividade possa ser uma característica notável do TDAH, é importante reconhecer que cada pessoa é única e que a expressão criativa pode variar significativamente de indivíduo para indivíduo. Além disso, as experiências pessoais e o contexto de vida também desempenham um papel fundamental no desenvolvimento da criatividade.

É fundamental que as pessoas com TDAH sejam encorajadas a explorar e nutrir sua expressão criativa, buscando maneiras de aproveitar essa força única para

l o

seu benefício. Com um ambiente de apoio e compreensão, a criatividade pode

se tornar uma valiosa ferramenta para enfrentar desafios e enriquecer a vida de indivíduos com TDAH.

Kai queAuré

9. Enfrentando a Resistência Criativa: Apesa da conexão entre o TDAH e a criatividade, é importante rconhcer qenem sempre o processo criativo é fácil. Pessoas com TDAH podm nfrenta momentos de bloqueio criativo, frustração ou falta de motivação. Nesses momentos, essencial ser gentil consigo mesmo(a) e lembrar q a criatividade tem seus altos e baixos, fazendo parte de um processo natral.

10. Canlizndo a Criatividade: A criatividade pode ser canalizada de diferentes maneirs, sej por meio da escrita, pintura, música, dança, programação ou outras atividades artísticas e intelectuais. Encontre aquilo que lhe traz alegria e satisfação, e permita-se expressar-se livremente.

11. Gerenciamento do Tempo: O gerenciamento do tempo pode ser um desafio para pessoas com TDAH, especialmente quando estão imersas em projetos criativos. É útil criar uma rotina que equilibre

momentos de foco criativo com pausas regulares para evitar a exaustão e o esgotamento.

12. Envolvendo-se em Comunidades Criativas: Participar de comunidades de artistas, escritores, músicos ou outros grupos criativos pode oferecer apoio, inspiração e colaboração. Esses ambientes permitem que você compartilhe suas experiências e cresça ao lado de outras mentes criativas.

13. Utilizando a Criatividade como Ferramenta de Autogerenciamento: A criatividade pode ser uma ferramenta poderosa para o autogerenciamento do

80 / 106

TDAH. Criar listas, gráficos, diagramas ou mapas mentais pode ajudá-lo(a) a organizar ideias, tarefas e objetivos de forma visual e intuitiva.

14. Buscando o Equilíbrio: Encontrar um equilíbrio entre a expressão criativa e outras áreas da vida é essencial para uma vida saudável e satisfatória. A criatividade pode ser um refúgio e uma forma de autodescoberta, mas também é importante dedicar tempo a outras atividades que lhe proporcionem bem- estar geral.

15. Reconhecendo a Diversidade Criativa: A criatividade não segue um único padrão. Cada pessoa com TDAH possui uma maneira única de expressar sua criatividade, e todas as formas de expressão artística ou intelectual são válidas.

16. Acessando Recursos de Apoio: Caso você deseje explorar mais profundamente sua criatividade ou enfrentar desafios específicos, considere buscar recursos de apoio, como livros, cursos, workshops ou orientação de profissionais especializados em criatividade e TDAH. li o

17. Celebrando suas Realizações Criativas: Celebre cada conqusta criativa, não

Kai queAuré

importa o quão pequena ela possa parecer. Valorize a jornada crativa e as aprendizagens ao longo do caminho.

18. Compartilhando sua Criatividade: Compatilhar sua criatividade com outras pessoas pode ser uma font d conexão, inspiação e impacto positivo. Permita- se comprtilhr suas criaçõs com o mndo, seja através de exposições, apresentções ou publicaçõs.

19. Descobrindo-se como Criador(a): Reconheça-se como um(a) criador(a) e abrace su cpcidade única de trazer novas ideias e visões ao mundo. Sua criatividade é uma força valiosa e pode inspirar não apenas a si mesmo(a), mas também a outras pessoas ao seu redor.

20. Mantendo uma Atitude Curiosa: Mantenha uma atitude curiosa em relação à sua própria criatividade. Explore, experimente e esteja aberto(a) a descobrir novas formas de expressão, sempre se permitindo crescer e evoluir como pessoa criativa.

A relação entre o TDAH e a criatividade é complexa e multifacetada. Ao reconhecer e abraçar a criatividade como uma força única em sua vida, você pode encontrar novas maneiras de se expressar, enfrentar desafios e aproveitar a jornada criativa em busca de autodescoberta e realização pessoal. Aproveite essa ligação especial entre o TDAH e a criatividade como um presente único que pode enriquecer e transformar sua vida de maneiras inesperadas.

81 / 106

## Capítulo 25: Estratégias para Lidar com a Procrastinação

Estratégias para Lidar com a Procrastinação e Melhorar a Produtividade

A procrastinação pode ser um desafio significativo para pessoas com TDAH, mas existem estratégias eficazes que podem ajudar a enfrentar esse padrão e melhorar a produtividade. Aqui estão algumas orientações para lidar com a procrastinação:

1. Entenda suas Razões: Reconheça e compreenda as razões por trás da procrastinação. Pergunte-se por que está adiando uma tarefa ou atividade específica. Identificar os gatilhos e os padrões de procrastinação é o primeiro passo para superá-los.

2. Divida Tarefas em Etapas Menores: Tarefas grandes e complexas podem ser esmagadoras e desencadear a procrastinação. Divida-as em etapas menores e mais gerenciáveis. Concentre-se em concluir uma etapa de cada vez, o que

tornará o progresso mais tangível e motivador. l i

Kai queAuré

3. Defina Prazos Realistas: Estabeleça prazos ealistas para suas tarefas e

comprometa-se a cumpri-los. Criar msenso de urgência pode ajudar a evitar a procrastinação e incentivar a conclusão das atividades dentro do tempo estipulado.

4. Crie um Ambente Favorávl: Organize se ambiente de trabalho ou estudo para minimizr dstrações. Elimin objetos ou dispositivos que possam desviar sua atenção e mantenha ma área limpa e organizada, facilitando o foco nas tarefas.

5. Use Técnicas de Gerenciamento de Tempo: Experimente técnicas de gerenciamento de tempo, como a Técnica Pomodoro, que envolve trabalhar por um período concentrado (por exemplo, 25 minutos) seguido de uma pausa curta. Essa abordagem pode ajudar a manter o foco e combater a procrastinação.

6. Defina Prioridades: Identifique as tarefas mais importantes e urgentes e comece por elas. Priorizar o que precisa ser feito ajudará a evitar que atividades menos relevantes tomem o lugar das mais importantes.

7. Use Lembretes e Alarmes: Utilize alarmes e lembretes em seu

celular ou computador para lembrá-lo(a) das tarefas e compromissos. Isso pode ser especialmente útil para pessoas com TDAH, pois ajuda a manter um cronograma e evitar o esquecimento.

82 / 106

8. Recompense-se pelo Progresso: Estabeleça recompensas para si mesmo(a) ao completar tarefas importantes ou atingir metas. A autocongratulação pode ser um poderoso motivador para continuar trabalhando de forma produtiva.

9. Pratique a Autorregulação: Desenvolva habilidades de autorregulação, reconhecendo os momentos em que está procrastinando e fazendo um esforço consciente para se recolocar na tarefa. Se perceber que está procrastinando, respire fundo e retome o foco.

10. Envolva-se em Atividades Motivadoras: Ao invés de procrastinar com distrações, procure envolver-se em atividades que sejam motivadoras para você. Isso pode incluir hobbies, exercícios físicos, ou qualquer coisa que estimule sua criatividade e entusiasmo.

11. Busque Apoio: Compartilhe suas metas e desafios com amigos, familiares ou colegas de trabalho. Contar com o apoio e encorajamento de outras pessoas pode ser valioso para se manter no caminho certo e combater a procrastinação.

l i

12. Seja Gentil Consigo Mesmo(a): Lembre-se de que ninguém é perfeito, e

Kai queAuré

todos enfrentam momentos de procrastinação. Se você tiver um dia

improdutivo, não se culpe. Aceite que está tdo bem e procure retomar seu ritmo no dia seguinte.

Lidar com a procrastinação pod sr mpocesso gradual, mas com a implementção dessas estratégias e a prática consistente, você pode gradualmente desenvolver hábitos mais produtivos e eficazes para enfrentar as tarefas e desfos diários. A perseverança e a autorreflexão são essenciais para superar procrstnação e alcançar seus objetivos de forma mais efetiva.

13. Estabeleça Metas Realistas: Ao definir suas metas e planejar suas atividades diárias, certifique-se de que elas sejam alcançáveis e realistas para evitar sentimentos de sobrecarga ou desânimo. O estabelecimento de metas realistas permitirá que você se mantenha mais motivado(a) e focado(a) em suas realizações.

14. Identifique e Elimine Distrações: Identifique as principais fontes de distração em sua vida e tome medidas para minimizá-las ou eliminá-las. Desligue notificações desnecessárias em seu dispositivo eletrônico, crie um ambiente de trabalho silencioso e livre de interrupções, e estabeleça horários específicos para realizar atividades menos produtivas, como navegar na internet ou assistir a vídeos.

15. Busque por Companhia e Parceria: Procure envolver-se em projetos ou tarefas em conjunto com outras pessoas. Trabalhar com um colega, amigo ou



membro da família pode aumentar a responsabilidade e a motivação para concluir as atividades planejadas.

16. Use Ferramentas de Organização: Utilize aplicativos ou ferramentas de organização para criar listas de tarefas, fazer planejamentos semanais ou mensais e estabelecer lembretes importantes. Essas ferramentas podem ser aliadas poderosas para manter sua rotina e combater a procrastinação.

17. Faça Intervalos Estratégicos: Programar intervalos regulares durante o trabalho ou estudo pode melhorar sua produtividade. Permita-se pausas curtas e revigorantes, que podem ser usadas para

relaxar, alongar o corpo e recarregar sua energia mental.

18. Estimule a Autonomia e a Responsabilidade: Assuma a responsabilidade pelas suas tarefas e encare o processo como uma oportunidade de crescimento pessoal. Ao cultivar a autonomia, você se torna mais confiante em sua capacidade de gerenciar suas obrigações e enfrentar a procrastinação.

l i

19. Aprenda com Experiências Passadas: Reflita sobre os momentos em que

Kai queAuré

você procrastinou no passado e identifique padrões ou desencadeadores que

contribuíram para isso. Aprenda com essas experiências e use esse

conhecimento para evitar situaçõs similaes no futuro.

20. Celebre as Conuistas: Ao conclir taefas importantes ou atingir metas, comemore sus conistas, não importa o qão pequenas elas possam parecer. Reconhecer e celbrar su progresso contribui para o fortalecimento de uma mentldade positiva e motivadora.

Lidar com procrastinação pode ser um desafio, mas com determinação e a adoção de estratégias eficazes, é possível superá-la e aumentar sua produtividade. Lembre-se de que cada passo em direção a uma rotina mais organizada e produtiva é valioso e representa uma oportunidade para alcançar seus objetivos pessoais e profissionais com maior eficiência. Permita-se crescer, adaptar e experimentar abordagens diferentes até encontrar o que funciona melhor para você. Com paciência e persistência, você pode cultivar hábitos mais produtivos e alcançar um maior bem-estar e realização em sua vida.

84 / 106

## Capítulo 26: TDAH e Estresse no Relacionamento

TDAH e Estresse no Relacionamento: Entendendo e Lidando com os Desafios

O Transtorno do Déficit de Atenção e Hiperatividade (TDAH) pode exercer um impacto significativo nos relacionamentos interpessoais, gerando desafios adicionais para casais, familiares e amigos. O estresse no relacionamento é uma realidade que muitas vezes surge devido às características do TDAH, mas com compreensão, comunicação aberta e apoio mútuo, é possível enfrentar esses desafios juntos. Aqui estão algumas questões importantes para entender e lidar com o estresse no relacionamento relacionado ao TDAH:

1. Educação sobre o TDAH: Para que um relacionamento seja bem-sucedido e saudável, é essencial que ambos os parceiros entendam o que é o TDAH, como ele afeta a pessoa que tem o transtorno e como isso pode influenciar a dinâmica do relacionamento. Buscar informações e conhecimento sobre o TDAH é um passo importante para criar uma base sólida de compreensão e

empatia. l i

Kai queAuré

2. Comunicação Aberta e Empática: Estabelece uma comuncação aberta e

empática é crucial para lidar com o estresse no elacionamento. Ambos os parceiros devem se sentir confortáveis em expessar suas necessdades, preocupações e sentimentos. A scta ativa e a disposição para compreender as perspectvas um do otro são fundamentais para fortalecer o vínculo emocionl.

3. Aceitção e Pcência: A aceitação do TDAH como uma parte do relacionmento é fundamental. Ambos os parceiros precisam estar dispostos a aceitar e compreender as características únicas do TDAH

e demonstrar paciência diante dos desafios que podem surgir.

4. Divisão de Responsabilidades: No relacionamento com alguém com TDAH, pode ser útil estabelecer uma divisão de responsabilidades clara e realista. Cada parceiro pode assumir tarefas que correspondam às suas habilidades e necessidades, buscando uma distribuição equitativa das obrigações.

5. Planejamento e Organização: A organização pode ser um desafio para pessoas com TDAH, mas estabelecer rotinas e criar sistemas de planejamento juntos pode ajudar a minimizar o estresse e a desordem no relacionamento. Criar lembretes e calendários compartilhados pode ser uma estratégia útil para ambos os parceiros.

6. Estímulo à Autonomia: Estimular a autonomia do parceiro com TDAH é importante para promover sua independência e autoconfiança. Encoraje-o(a) a

85 / 106

se envolver em atividades que lhe interessem e forneça apoio quando

necessário.

7. Busca de Apoio Profissional: Em alguns casos, pode ser benéfico buscar apoio de um profissional, como terapeuta de casal ou psicólogo especializado em TDAH. Esses profissionais podem ajudar a identificar padrões de comportamento e fornecer estratégias específicas para fortalecer o relacionamento.

8. Cuidado com a Saúde Mental: É importante que ambos os parceiros cuidem de sua saúde mental individualmente e como casal. O estresse relacionado ao TDAH pode ser desgastante, e procurar apoio emocional e autocuidado pode contribuir para uma maior resiliência e bem-estar geral.

9. Desenvolvimento de Estratégias Conjuntas: Trabalhar em conjunto para desenvolver estratégias de enfrentamento pode ser uma abordagem eficaz para enfrentar os desafios do TDAH no

relacionamento. Ao se unirem para encontrar soluções, ambos os parceiros se tornam mais envolvidos e engajados

KaiqueAuré 1

na construção de uma parceria mais forte.

10. Celebração das Conquistas: Reconhece e celebrar as conquistas do parceiro com TDAH, mesmo as mnores, é ma forma de demonstrar apoio e incentivo mútuo. Valorizar os sforços e scessos no relacionamento é uma maneira poderosa de fortalcr os laços emocionais.

Lidar com o estresse no relacionamento relacionado ao TDAH requer esforço, compreensão e adaptação contínua. À medida que ambos os parceiros se esforçam pr enfrentar os desafios juntos, eles podem cultivar uma relação saudável e resiliente, baseada na confiança, no respeito e no apoio mútuo. O amor e a compreensão podem se tornar aliados poderosos para fortalecer o relacionamento e enfrentar os desafios do TDAH de forma construtiva e amorosa.

11. Gerenciamento do Estresse: O TDAH pode causar momentos de estresse adicionais no relacionamento, tanto para a pessoa com o transtorno quanto para o parceiro. É importante reconhecer o estresse como uma parte natural da vida e buscar maneiras saudáveis de lidar com ele. Praticar técnicas de relaxamento, como meditação, yoga ou exercícios físicos, pode ser benéfico para reduzir o estresse e melhorar o bem-estar emocional.

12. Estabelecer Expectativas Claras: É útil que o casal estabeleça expectativas claras um para o outro em relação ao relacionamento e ao convívio com o TDAH. Definir limites e acordos mútuos pode evitar mal-entendidos e frustrações.

86 / 106

13. Reconhecer os Sucessos: É importante valorizar os sucessos do parceiro com TDAH e celebrar as conquistas, sejam elas pequenas ou grandes. O reconhecimento positivo pode incentivar o esforço

contínuo e fortalecer a autoestima de ambos os parceiros.

14. Cultivar a Empatia: Desenvolver a empatia é fundamental para compreender as emoções e desafios do outro. Colocar-se no lugar do parceiro com TDAH e tentar compreender suas experiências pode ajudar a construir uma conexão mais profunda e significativa.

15. Encorajar a Busca de Tratamento: Incentivar o parceiro com TDAH a buscar tratamento adequado, como terapia ou medicação, se for necessário, pode ser uma forma de apoio significativa. O tratamento adequado pode contribuir para melhorar a qualidade de vida e a saúde mental da pessoa com TDAH, beneficiando o relacionamento como um todo.

li o

16. Fomentar a Comunicação Positiva: Priorize a comunicação positiva, evitando

críticas excessivas e julgamentos. Em vez disso, foque em expressar afet, apreço e gratidão pelo parceiro, destacando suas qualidades e realizações.

Kai queAuré

17. Tempo de Qualidade: Reserve momentos paa passar tempo de qualidade juntos, dedicando-se a atividads qeambos apreciem. Esses momentos de conexão podem fortalecer o vínculo emocional e reduzir o estresse do cotidiano.

18. Respeitr Indvidalidad: cite que cada parceiro possui suas próprias característics, personalidade e desafios. Respeitar a individualidade de cada um contribu pra um ambiente mais harmonioso e amoroso.

19. Aprender Juntos: O casal pode aprender e crescer junto ao enfrentar os desafios do TDAH. Participar de workshops, grupos de apoio ou ler livros sobre TDAH e relacionamentos pode fornecer novas perspectivas e estratégias para aprimorar a convivência.

20. Comprometimento Mútuo: O sucesso no enfrentamento do estresse no relacionamento depende do comprometimento mútuo de ambos os parceiros em trabalhar juntos, apoiar-se e buscar soluções em conjunto. O comprometimento pode fortalecer a parceria e tornar o relacionamento mais resiliente frente aos desafios do TDAH.

Ao abordar o estresse no relacionamento relacionado ao TDAH com empatia, compreensão e um esforço conjunto, o casal pode construir uma relação mais harmoniosa e amorosa. A disposição para crescer, adaptar-se e apoiar um ao outro ao longo dessa jornada pode levar a um relacionamento mais forte,

87 / 106

significativo e gratificante para ambas as partes envolvidas.

li o Kai queAuré

88 / 106

## Capítulo 27: Lidando com a Sobrecarga Sensorial

Lidando com a Sobrecarga Sensorial no TDAH: Estratégias para Enfrentar Estímulos Excessivos

A sobrecarga sensorial é uma experiência comum para muitas pessoas com TDAH, pois elas podem ser especialmente sensíveis a estímulos do ambiente, como luzes, sons, cheiros e movimentos. Essa sensibilidade pode levar a uma sensação de sobrecarga sensorial, resultando em ansiedade, estresse e dificuldade de concentração. Para lidar com esse desafio, aqui estão algumas estratégias que podem ser úteis:

1. Autoconsciência: Reconheça e identifique os sinais de sobrecarga sensorial em seu próprio corpo e mente. Fique atento(a) às situações, ambientes ou estímulos específicos que tendem a causar essa sobrecarga para poder evitar ou minimizar essas situações no futuro.

li o

2. Ambientes Controlados: Crie ambientes controlados e acolhedres em casa ou no trabalho. Isso pode incluir o ajuste da iluminação, redução de ruíds e a

Kai queAuré

criação de espaços de descanso tranquilos, onde você possa se retirar

temporariamente para se recompor.

3. Planejamento de Atividads: Planeje sas atividades diárias de forma a considerar períodos de descanso tempo paa se recuperar de estímulos excessivos. Evte agendar mitas atividades intensas em sequência, proporcionndo momentos d pausa para recarregar suas energias.

4. Uso de Protetores Sensoriais: Utilize protetores sensoriais, como fones de ouvido com cncelamento de ruído ou tampões de ouvido, para reduzir o impacto de sons excessivos. Óculos de sol ou bonés podem ajudar a atenuar a luz brilhante em ambientes externos.

5. Práticas de Relaxamento: Explore técnicas de relaxamento, como meditação, respiração profunda ou ioga, para acalmar o sistema nervoso e reduzir a ansiedade decorrente da sobrecarga sensorial.

6. Saia para Ambientes Naturais: Se possível, passe um tempo em ambientes naturais, como parques ou áreas arborizadas, que geralmente são menos estimulantes e podem oferecer uma sensação de calma e tranquilidade.

7. Comunicação com Outros: Comunique-se abertamente com familiares, colegas de trabalho e amigos sobre suas necessidades relacionadas à sobrecarga sensorial. Explique a importância de ambientes mais tranquilos e apoio em momentos de sobrecarga.

89 / 106

8. Prática de Mindfulness: A prática de mindfulness pode ajudar a

desenvolver a consciência plena dos estímulos sensoriais sem reações excessivas a eles. Através dessa prática, é possível aprender a aceitar e gerenciar melhor as sensações sensoriais.

9. Busca de Ajuda Profissional: Se a sobrecarga sensorial estiver causando impacto significativo em sua qualidade de vida, considere buscar ajuda profissional. Um terapeuta especializado em TDAH ou problemas sensoriais pode oferecer orientação e estratégias personalizadas para lidar com esse desafio.

10. Estabelecimento de Limites: Aprenda a estabelecer limites saudáveis quando sentir que está chegando ao ponto de sobrecarga sensorial. Não hesite em pausar atividades ou se afastar temporariamente de ambientes excessivamente estimulantes para preservar seu bem-estar.

li o

Lidar com a sobrecarga sensorial no contexto do TDAH pode ser desafiador,

mas com um conjunto de estratégias eficazes e autoconhecment, é pssível reduzir o impacto negativo desses estímulos excessivos. Busque equilibrar suas

Kai queAuré

atividades diárias, criar ambientes acolhedores e aprender a gerenciar seus

níveis de estresse e ansiedade relacionados à sobrecarga sensoral. A cuidar da sua sensibilidade sensorial, você pode melhorar sua quadade de vida e bem-estar geral.

11. Pratique Hgene do Sono: Uma boa qalidade de sono é essencial para lidar com sobrecarga sensorial. Mantenha uma rotina consistente de sono, evitando estímulos estimlantes antes de dormir, como telas de dispositivos eletrônicos. Um ambiente tranquilo e escuro no quarto pode contribuir para um sono mis repousante.

12. Alimentação Equilibrada: Mantenha uma alimentação equilibrada e saudável, pois isso pode influenciar seu estado de humor e níveis de energia. Evite o consumo excessivo de cafeína ou alimentos que possam afetar negativamente sua sensibilidade sensorial.

13. Escrita ou Desenho Expressivo: Use técnicas de escrita expressiva ou desenho para expressar seus sentimentos e emoções relacionados à sobrecarga sensorial. Essas práticas criativas podem ser terapêuticas e ajudá- lo(a) a processar suas experiências.

14. Técnicas de Focalização: Aprenda técnicas de focalização, como a atenção plena nos sentidos, para se conectar de forma mais consciente aos estímulos sensoriais ao seu redor. Isso pode ajudar a desenvolver uma maior tolerância à sobrecarga sensorial ao longo do tempo.

90 / 106

15. Momentos de Recreação: Reserve momentos em sua rotina para se envolver em atividades que lhe tragam alegria e recreação. Esses momentos de lazer podem ajudar a compensar o estresse causado pela sobrecarga sensorial.

16. Compreensão e Respeito Mútuo: Se você tem um parceiro, familiar ou amigo com TDAH e que lida com sobrecarga sensorial, demonstre compreensão e respeito em relação às suas necessidades. Ofereça apoio e espaço para que eles possam se recuperar e recarregar suas energias.

17. Evite Julgamentos: Evite fazer julgamentos sobre a sensibilidade sensorial de uma pessoa com TDAH. Entenda que cada indivíduo pode ter diferentes níveis de tolerância a estímulos sensoriais, e isso não deve ser motivo de crítica ou reprovação.

18. Celebre a Autenticidade: Encoraje o parceiro com TDAH a ser autêntico em relação às suas necessidades sensoriais. Celebrar a autenticidade e a honestidade na comunicação pode fortalecer o

vínculo emocional no relacionamento. l i

Kai queAuré

19. Apoio Profissional: Caso a sobrecarga sensorial afete signfcatvamente o

bem-estar do indivíduo com TDAH, considea a busca de apoo profissional pode ser benéfico. Terapeutas ocupacionais e especialistas em terapia sensorial podem oferecer estratégias spcíficas paa lidar com esse desafio.

20. Pratique Resliência: Aprnda a ser resiliente em face de momentos de sobrecrg sensorial. Comprenda que enfrentar desafios faz parte da vida, e que aprender ldar com eles de forma positiva é uma habilidade valiosa.

Lidar com sobrecarga sensorial no contexto do TDAH requer paciência, compreensão e práticas de autocuidado. Ao desenvolver uma abordagem consciente para enfrentar estímulos sensoriais excessivos, é possível aumentar o bem-estar emocional, reduzir o estresse e viver uma vida mais equilibrada e gratificante. Com o tempo, a combinação certa de estratégias permitirá que você alcance um maior conforto e adaptação a diversas situações sensoriais, fortalecendo a sua resiliência no enfrentamento de desafios relacionados ao TDAH.

21. Seja Gentil Consigo Mesmo(a): Ao lidar com a sobrecarga sensorial, lembre- se de ser gentil consigo mesmo(a) e não se culpar por ter essas reações. A sobrecarga é uma resposta natural do corpo a estímulos intensos, e é importante acolher suas emoções e necessidades com compaixão.

22. Exercício Físico Regular: Praticar exercícios físicos regularmente pode ser uma forma eficaz de liberar o estresse acumulado pela sobrecarga sensorial.

91 / 106

Escolha atividades que você goste e que o(a) ajudem a se sentir mais calmo(a) e equilibrado(a).

23. Estabeleça Limites Sociais: Se sentir que está sendo exposto(a) a muitos estímulos sensoriais em ambientes sociais, estabeleça limites para proteger seu bem-estar. Comunique suas necessidades aos amigos e familiares, e saiba que é válido dar um passo atrás caso se sinta sobrecarregado(a).

24. Técnicas de Redução de Ansiedade: Aprender técnicas de redução de ansiedade, como a respiração profunda, pode ajudar a diminuir os sintomas associados à sobrecarga sensorial. Essas práticas simples podem ser utilizadas em momentos de estresse para trazer mais calma e controle.

25. Aprenda com as Experiências: À medida que você enfrenta diferentes situações de sobrecarga sensorial, observe como seu corpo e mente reagem. Aprenda com essas experiências para entender melhor seus limites e buscar maneiras de se proteger em situações semelhantes nolfuturo.i o

26. Crie uma Rotina Relaxante: Reserve um tempo para criar uma rtina

Kai queAuré

relaxante antes de dormir, o que pode ajudar a acalmar o sistema nervs e preparar seu corpo para um sono mais reposante.

27. Converse com Pessoas q Compreendem: Busque a companhia de pessoas que compreendam sas necessidades elacionadas à sobrecarga sensoril. Ter mgos o familiars qeentendem suas limitações e oferecem apoio pode ser reconfortant nriquecedor.

28. Busque Ntureza: Quando se sentir sobrecarregado(a), procure estar em contato com natureza. Passear em parques, praias ou áreas verdes pode proporcionar uma sensação de calma e renovação.

29. Desenvolva Respostas de Autocuidado: Identifique suas próprias

respostas de autocuidado para enfrentar a sobrecarga sensorial. Essas respostas podem variar de acordo com suas preferências pessoais, mas é importante ter estratégias que o(a) ajudem a se sentir mais equilibrado(a) e confortável.

30. Compartilhe Experiências com Outras Pessoas com TDAH: Participar de grupos de apoio ou comunidades online com outras pessoas que também vivenciam a sobrecarga sensorial pode ser uma oportunidade de compartilhar experiências, aprender novas estratégias e se sentir compreendido(a) por pessoas que passam por situações similares.

Enfrentar a sobrecarga sensorial no contexto do TDAH requer autocompaixão, práticas de autocuidado e disposição para aprender e experimentar novas



estratégias. Lembre-se de que suas necessidades são válidas e que buscar formas de proteger-se e encontrar equilíbrio emocional é um passo importante em direção ao bem-estar. Ao adotar essas práticas, você estará fortalecendo sua capacidade de enfrentar a sobrecarga sensorial com maior resiliência e criar uma vida mais satisfatória e harmoniosa para si mesmo(a).

li o Kai queAuré



## Capítulo 28: TDAH e Envelhecimento

TDAH e Envelhecimento: Desafios e Estratégias para uma Vida Plena

O Transtorno do Déficit de Atenção e Hiperatividade (TDAH) é frequentemente associado à infância e adolescência, mas muitas pessoas continuam enfrentando os efeitos do TDAH ao longo da vida adulta e na fase de envelhecimento. À medida que envelhecemos, podemos nos deparar com desafios únicos relacionados ao TDAH, mas também podemos encontrar maneiras de aproveitar nossas habilidades e experiências para uma vida plena e significativa. Aqui estão algumas considerações importantes para lidar com o TDAH durante o processo de envelhecimento:

1. Autoconhecimento Contínuo: O autoconhecimento é fundamental em todas as fases da vida, incluindo o envelhecimento. À medida que envelhecemos, podemos notar mudanças em nossas habilidades cognitivas e de organização. Permanecer atento(a) às nossas necessidades e desafios específicos

l i

relacionados ao TDAH nos ajudará a desenvolver estratégias de enfrentamento adequadas.

Kai queAuré

2. Adaptação das Rotinas: À medida qea vida muda, as rotnas também precisam se adaptar. Encontrar novas maneias de se organzar, estabelecer lembretes e estruturar o dia pod ser benéfico para lidar com a memória e a atenção no processo de envlhcimento.

3. Saúde Físc e Mental: Cidar da saúde física e mental é essencial para um envelhecimento bem-scedido com TDAH. Manter uma dieta equilibrada, praticar exercícos físicos regularmente e buscar apoio emocional, se necessário, pode melhorar a qualidade de vida.

4. Valorização das Habilidades Adquiridas: Com o envelhecimento, ganhamos experiência e sabedoria ao longo dos anos. Valorizar nossas habilidades e conhecimentos adquiridos pode aumentar a autoestima e nos ajudar a lidar com os desafios do TDAH de forma mais confiante.

5. Aceitação e Compaixão: À medida que envelhecemos, pode ser útil aceitar nossos desafios com compaixão e não nos cobrar por não sermos perfeitos. Aprender a ser gentil consigo mesmo(a) e a aceitar suas limitações é fundamental para uma vida plena e gratificante.

6. Rede de Apoio Social: Cultivar relacionamentos saudáveis e uma rede de apoio social é importante em todas as fases da vida. Ter pessoas que compreendam e apoiem suas necessidades relacionadas ao TDAH pode ser um recurso valioso para enfrentar os desafios do envelhecimento.

94 / 106

7. Comunicação Aberta: Comunicar-se abertamente com amigos, familiares e profissionais de saúde sobre suas necessidades e experiências relacionadas ao TDAH pode levar a uma melhor compreensão e ao desenvolvimento de estratégias adequadas de apoio.

8. Uso de Tecnologia: A tecnologia pode ser uma aliada no envelhecimento com TDAH. Utilizar aplicativos e dispositivos eletrônicos para organização, lembretes e gerenciamento de tarefas pode ajudar a compensar dificuldades cognitivas.

9. Participação em Grupos de Apoio: Participar de grupos de apoio para adultos com TDAH pode ser uma oportunidade para compartilhar experiências, aprender com os outros e sentir-se compreendido(a).

10. Crie Momentos de Lazer: Priorizar momentos de lazer e práticas de relaxamento pode ser benéfico para aliviar o estresse relacionado ao TDAH e aproveitar a vida plenamente. li o

Envelhecer com TDAH pode apresentar desafios, mas também oferece a

Kai queAuré

oportunidade de aplicar as habilidades adquiridas ao longo da vda para

enfrentar essas dificuldades de forma criativa e esiliente. Ao se adaptar às mudanças, valorizar suas expriências e cltiva uma rede de apoo, você pode viver uma vida enriquecedora gratificante, mesmo diante dos desafios do TDAH no processo de envlhcimnto. Lembe-se de que cada pessoa é única e pode encontrr suas próprias stratégias para lidar com o envelhecimento com TDAH, buscando sempr o bm-estar e a realização pessoal em todas as fases d vid.

11. Foco ns Conquistas: É importante lembrar e celebrar as conquistas alcançadas ao longo da vida, mesmo com o TDAH. Reflita sobre seus sucessos pessoais e profissionais, e use essas realizações como uma fonte de motivação para enfrentar novos desafios.

12. Aprender com a Experiência: O envelhecimento nos traz a oportunidade de aprender com as experiências vividas. Reconheça as situações em que suas estratégias de enfrentamento foram bem-sucedidas e utilize esse conhecimento para lidar com novos obstáculos que possam surgir.

13. Flexibilidade Mental: A capacidade de ser flexível e adaptar-se a mudanças é essencial ao lidar com o TDAH durante o envelhecimento. Aceitar que nem tudo ocorrerá como planejado e estar disposto(a) a ajustar suas expectativas pode reduzir a ansiedade e o estresse associados.

14. Redefina Seus Objetivos: Ao envelhecer, é natural redefinir seus objetivos e

95 / 106

prioridades. Considere quais aspectos são mais importantes para você agora e concentre-se nas atividades e metas que tragam mais satisfação e significado à sua vida.

15. Gerenciamento do Tempo: A organização do tempo torna-se ainda mais relevante durante o envelhecimento com TDAH. Use calendários, listas de tarefas e alarmes para ajudá-lo(a) a gerenciar suas atividades diárias e compromissos.

16. Crie um Ambiente Amigável: Organize seu espaço de forma a facilitar a concentração e minimizar distrações. Manter um ambiente

limpo e organizado

Migre para um plano premium

pode aumentar a produtividade e o bem-estar geral.

17. Permaneça Curioso(a): O envelhecimento não significa parar de aprender. Mantenha-se curioso(a) e aberto(a) a novos conhecimentos e experiências. Participar de atividades intelectualmente estimulantes pode contribuir para a saúde cognitiva. li o

18. Atividades que Tragam Prazer: Reserve tempo para atividades que lhe

Kai queAuré

tragam prazer e felicidade. O engajamento em hobbies e interesses pessais pode proporcionar um senso de realização e elaxamento.

19. Gerencie o Estresse: Idntifiqu sas pincipais fontes de estresse e busque maneiras saudáveis de gernciá-las. Práticas de relaxamento, como meditação ou caminhds na natreza, podm ser benéficas para reduzir o estresse associado o TDAH.

20. Comemore Maturidade: Envelhecer com TDAH não significa diminuir suas capaciddes. Celebre a sabedoria e a maturidade que adquiriu ao longo dos anos, e reconheça que sua jornada é única e valiosa.

O envelhecimento com TDAH pode ser uma oportunidade para crescimento pessoal e aprendizado contínuo. Ao enfrentar os desafios com resiliência, autocompaixão e uma abordagem positiva, é possível viver uma vida significativa e gratificante, aproveitando ao máximo suas habilidades e experiências acumuladas. Seja gentil consigo mesmo(a), valorize suas conquistas e busque o apoio necessário para enfrentar o envelhecimento com TDAH de forma confiante e plena. Lembre-se de que você é uma pessoa única e que sua jornada de envelhecimento pode ser uma fonte de crescimento, sabedoria e realização pessoal.

## Capítulo 29: Empoderamento e Resiliência: Histórias Inspiradoras de Sucesso

Empoderamento e Resiliência: Histórias Inspiradoras de Sucesso no Enfrentamento do TDAH

Ao longo dos anos, muitas pessoas com TDAH têm demonstrado uma notável capacidade de empoderamento e resiliência, enfrentando seus desafios com determinação e buscando o sucesso em diversas áreas da vida. Suas histórias são fontes inspiradoras de força e superação, mostrando que é possível viver uma vida plena e significativa, mesmo com o TDAH. Vamos conhecer algumas dessas histórias inspiradoras de sucesso:

1. Pedro - O Empreendedor Criativo: Desde jovem, Pedro teve dificuldades com a concentração e organização, mas sempre foi excepcionalmente criativo. Ao longo dos anos, ele descobriu que sua criatividade era uma força poderosa que o impulsionava a empreender. Pedro fundou uma startup inovadora que

l i

cresceu exponencialmente, tornando-se um exemplo de sucesso no mundo dos negócios. Ele aprendeu a delegar tarefas que não eram sua especialidade e

K quué

se cercou de uma equipe de apoio competente. Seu entusiasmo e paixão pelo

que faz o ajudaram a superar desafios e a transformar o TDAH em uma vantagem competitiva.

2. Ana - A Educadora Inovadora: Ana sempre foi apaixonada por educação e, apesar das dificuldades de concentração durante a faculdade, ela se tornou uma educadora inspiradora. Utilizando sua própria experiência com o TDAH, Ana desenvolveu métodos de ensino criativos e adaptativos, que ajudaram muitos alunos com necessidades especiais a superar barreiras acadêmicas. Seu trabalho pioneiro foi reconhecido por instituições de ensino e seu exemplo inspirou outros educadores a adotarem abordagens inclusivas e inovadoras.

3. Lucas - O Atleta Determinado: Lucas sempre teve uma energia inesgotável, mas enfrentou desafios com a concentração na escola. No entanto, seu amor pelo esporte foi uma fonte de motivação para superar suas dificuldades acadêmicas. Com apoio de seus pais e treinadores, Lucas desenvolveu habilidades excepcionais como atleta. Ele se tornou um competidor de alto nível em sua modalidade, representando seu país em competições internacionais. Lucas prova que a paixão e a determinação podem superar as dificuldades do TDAH e levar a conquistas notáveis.

4. Sofia - A Defensora da Saúde Mental: Desde jovem, Sofia teve que enfrentar o estigma em relação ao TDAH, mas isso não a impediu de lutar pelos direitos das pessoas com o transtorno. Ela se tornou uma defensora incansável da saúde mental e da inclusão, trabalhando com organizações não governamentais para



conscientizar sobre o TDAH e promover a aceitação e o entendimento. Sua dedicação inspirou outras pessoas a se unirem à causa e a trabalharem para criar uma sociedade mais compassiva e compreensiva.

5. João - O Criador de Arte Sensacional: João sempre encontrou conforto e expressão na arte. Com o TDAH, ele enfrentou dificuldades acadêmicas, mas, ao se dedicar à criação artística, descobriu um talento excepcional. Suas obras de arte foram exibidas

em galerias e exposições, e ele se tornou uma referência na cena artística. Através de suas criações, João desafia estereótipos e demonstra a beleza e a singularidade da mente criativa.

Essas histórias inspiradoras são apenas alguns exemplos do poder do empoderamento e da resiliência no enfrentamento do TDAH. Cada indivíduo enfrenta seus próprios desafios e descobre suas forças pessoais para superá- los. Essas histórias de sucesso nos lembram que o TDAH não define uma pessoa, e que a determinação, a criatividade e o apoio podem levar a realizações notáveis em todas as áreas da vida. Esses indivíduos inspiradores mostram que é possível abraçar o TDAH como parte de si mesmo e transformar

K qAré l

suas características únicas em vantagens para alcançar uma vida plena e

significativa. Seus exemplos nos incentivam a buscar nossas próprias forças interiores, encontrar apoio nas dificuldades e celebrar as vitórias pessoais ao longo da jornada com o TDAH.

6. Laura - A Terapeuta Compassiva: Desde a adolescência, Laura teve que lidar com os desafios do TDAH, mas isso a motivou a buscar uma carreira na área da saúde mental. Ela se tornou uma terapeuta comprometida em ajudar pessoas com TDAH e outras condições a encontrarem caminhos para uma vida mais equilibrada e significativa. Sua empatia e compreensão, aliadas ao conhecimento técnico, proporcionam a seus pacientes um espaço seguro para explorar suas dificuldades e potenciais, estimulando a autoaceitação e o crescimento pessoal.

7. Rafael - O Palestrante Inspirador: Rafael sempre foi uma pessoa comunicativa, mas enfrentou desafios acadêmicos e profissionais relacionados ao TDAH. No entanto, ele não permitiu que essas dificuldades o definissem. Com persistência e autodisciplina, Rafael se dedicou a superar suas limitações, tornando-se um palestrante motivacional. Suas palestras impactantes tocam as pessoas com mensagens de superação, aceitação e resiliência. Rafael é uma prova

viva de que as dificuldades podem impulsionar grandes conquistas quando combinadas com determinação e paixão.

8. Mariana - A Escritora Inspirada: Mariana sempre teve uma mente inquieta e criativa, mas também enfrentou desafios com a concentração e organização. Ela transformou suas experiências em uma carreira de sucesso como escritora.



Suas obras literárias exploram temas relacionados ao TDAH e às questões da vida, proporcionando inspiração e empatia para leitores que enfrentam desafios semelhantes. Mariana encontrou na escrita uma forma de compartilhar suas emoções e experiências, tocando os corações de muitos leitores ao redor do mundo.

9. André - O Mentor de Jovens: André sempre soube que queria fazer a diferença na vida de outras pessoas, e o TDAH não o impediu de alcançar esse objetivo. Ele se tornou um mentor dedicado, trabalhando com jovens que enfrentam desafios similares aos que ele experimentou. Sua capacidade de se conectar com esses jovens, compreendendo suas dificuldades e aspirações, torna-o um guia inspirador e motivador. André prova que, ao compartilhar nossas histórias e experiências, podemos criar um impacto positivo na vida de outras pessoas e inspirar mudanças significativas.

10. Camila - A Defensora da Inclusão: Camila é uma advogada apaixonada por

li o

direitos humanos e inclusão. Ao longo de sua carreira, ela tem trabalhad para

garantir que pessoas com TDAH tenham seus direitos reconhecds e

respeitados. Camila lutou contra o estigma e a discriminação enfrentads por pessoas com TDAH e tem sido uma voz ativa na promoção de plíticas mais

inclusivas. Seu compromisso com a jstiça e a igualdade serve cm um exemplo poderoso de como o TDHpode se uma força motrz para a mudança positiva na sociedad.

Essas histórs de sucesso inspiradoras de empoderamento e resiliência mostram que o TDAH pod sr uma fonte de motivação para superar desafios e alcançar relzções notáveis em diversas áreas da vida. Cada indivíduo apresent sus próprias habilidades, talentos e forças, que podem ser utilizados para crir um jornada única e significativa. Essas pessoas inspiradoras nos lembram que o TDAH não é uma limitação, mas sim uma parte importante de suas identidades, que pode ser abraçada e empoderada. Suas histórias nos incentivam a abraçar nossas próprias peculiaridades e acreditar em nosso potencial para alcançar o sucesso, independentemente dos obstáculos que possamos enfrentar. Com resiliência, determinação e apoio, é possível criar uma vida gratificante e significativa, inspirando outros ao longo do caminho.

99 / 106

## Capítulo 30: O Futuro do Tratamento para o TDAH na Vida Adulta

O Futuro do Tratamento para o TDAH na Vida Adulta: Avanços e Perspectivas Promissoras

O tratamento do Transtorno do Déficit de Atenção e Hiperatividade (TDAH) na vida adulta tem evoluído significativamente ao longo dos anos, e o futuro reserva perspectivas promissoras para melhorar ainda mais a qualidade de vida das pessoas afetadas por esse transtorno. Com o avanço da ciência e tecnologia, novas abordagens e estratégias estão sendo desenvolvidas para enfrentar os desafios do TDAH de forma mais eficaz e personalizada. Vamos explorar algumas das tendências e inovações que podem moldar o futuro do tratamento do TDAH na vida adulta:

1. Terapias Personalizadas: A medicina personalizada é uma das tendências em

li o

saúde que pode ter um impacto significativo no tratamento do TDAH. Cm base

em avaliações genéticas, biomarcadores e outras informações ndviduais, os profissionais de saúde poderão adaptar o tratamento para atender às

Kai queAuré

necessidades específicas de cada pessoa com TDAH, proporconand

resultados mais eficazes e personalizados.

2. Tecnologias Digitais: O so d aplicativos móveis, dispositivos vestíveis e outras tecnologas digitais stá s mostrando pomissor no tratamento do TDAH. Esss tecnologias podm sr utilizadas para fornecer lembretes, monitorr concentração, axiliar no gerenciamento de tempo e oferecer estratégis de enfrentamento em tempo real. Elas permitem uma maior autonomi e fcltam a incorporação do tratamento na rotina diária do indivíduo.

3. Terapias Complementares: Abordagens complementares, como a meditação, a ioga e a terapia de mindfulness, têm demonstrado benefícios no gerenciamento do TDAH na vida adulta. Essas terapias podem ajudar a melhorar a atenção, reduzir a ansiedade e o estresse, além de contribuírem para a promoção do bem-estar emocional.

4. Medicamentos Inovadores: A pesquisa continua a avançar no desenvolvimento de novos medicamentos para o TDAH, buscando opções com menos efeitos colaterais e maior eficácia. Novas formulações de medicamentos de ação prolongada e novos agentes farmacológicos estão sendo estudados para oferecer opções mais

flexíveis de tratamento.

5. Abordagem Multidisciplinar: O tratamento do TDAH na vida adulta é

frequentemente mais eficaz quando envolve uma abordagem multidisciplinar,

100 / 106

que inclui psiquiatras, psicólogos, terapeutas ocupacionais e outros profissionais de saúde. O trabalho em equipe permite uma avaliação holística das necessidades do indivíduo e a combinação de diferentes intervenções para um tratamento mais completo.

6. Educação e Conscientização: A educação e a conscientização sobre o TDAH na vida adulta são fundamentais para diminuir o estigma e garantir que mais pessoas tenham acesso ao tratamento adequado. A disseminação de informações precisas e a compreensão dos desafios enfrentados por adultos com TDAH podem levar a uma sociedade mais inclusiva e acolhedora.

7. Intervenção Precoce: A identificação e intervenção precoce do TDAH na infância podem impactar positivamente o tratamento na vida adulta. Investir em estratégias de diagnóstico precoce e intervenções terapêuticas na juventude pode ajudar a reduzir a gravidade dos sintomas na idade adulta e melhorar o prognóstico geral.

li o

8. Pesquisa Contínua: A pesquisa científica contínua é essencal para avançar no entendimento do TDAH na vida adulta e no desenvolvimento de nvas

Kai queAuré

abordagens terapêuticas. Novas descobertas sobre as causas, mecanisms e tratamentos do TDAH podem abrir novas opotunidades para ntervenções mais eficazes e personalizadas.

O futuro do tratamento do TDAH na vida adlta promissor, com abordagens cada vez mspersonalizadas inovadoras. A combinação de terapias tradicionis com o uso de tcnologias digitais e terapias complementares pode oferecer novs opções para o gerenciamento dos sintomas. Além disso, a conscientizção e a educação sobre o TDAH são fundamentais para promover uma mior compreensão e aceitação dessa condição na sociedade. Com avanços contínuos em pesquisa e o comprometimento dos profissionais de saúde, é possível criar um futuro mais inclusivo e capacitador para adultos com TDAH, permitindo que eles alcancem todo o seu potencial e vivam uma vida plena e significativa.

9. Acesso Ampliado ao Tratamento: Um dos desafios enfrentados por muitas pessoas com TDAH na vida adulta é o acesso ao tratamento adequado. O futuro do tratamento busca garantir que o suporte necessário esteja disponível e acessível para todos que precisam. Iniciativas para aumentar o acesso a serviços de saúde mental, incluindo tratamentos específicos para o TDAH, podem tornar o tratamento mais inclusivo e disponível para um número maior de pessoas.

10. Integração com a Vida Cotidiana: O tratamento do TDAH na vida adulta tende a ser mais eficaz quando é integrado à rotina diária das pessoas.

101 / 106

Abordagens que permitem a aplicação das estratégias de gerenciamento do TDAH no ambiente de trabalho, em casa e nas atividades cotidianas, podem melhorar a adesão ao tratamento e potencializar seus efeitos positivos.

11. Intervenções Cognitivas e Comportamentais: Terapias cognitivas e comportamentais têm mostrado resultados promissores no tratamento do TDAH na vida adulta. Essas intervenções focam em

melhorar a autorregulação, a autodisciplina e o autocontrole, ajudando os indivíduos a lidar com os desafios do TDAH de maneira mais efetiva.

12. Empoderamento do Indivíduo: O empoderamento é uma abordagem que busca capacitar o indivíduo a assumir um papel ativo no tratamento do TDAH. Oferecer informações claras e educar as pessoas sobre suas opções de tratamento permite que elas participem de decisões relacionadas à sua saúde e bem-estar, tornando-as protagonistas de suas jornadas terapêuticas.

li o

13. Redução do Estigma: Ainda existem estigmas associados ao TDAH na vida

adulta, o que pode dificultar a busca por tratamento e apoio. Incativas que buscam reduzir o estigma e aumentar a conscientização sobre o TDAH pdem

Kai queAuré

encorajar mais pessoas a procurarem ajuda e a se sentirem apoadas em suas jornadas de tratamento.

14. Abordagem Holística: O tratamnto do TDAH na vida adulta deve ser abordado de maneira holística, considerando não apenas os aspectos clínicos, mas também os fatores sociais, mocionais e ambientais que influenciam a experiênci do ndvído. Uma abordagem integrada pode levar a resultados mais abrngentes e dradoros.

15. Suporte Fmiliar: O suporte da família desempenha um papel crucial no tratamento do TDAH na vida adulta. Iniciativas que visam envolver e educar familiares sobre o transtorno podem criar um ambiente de apoio mais positivo, contribuindo para a melhora da qualidade de vida do indivíduo.

O futuro do tratamento para o TDAH na vida adulta é promissor, com abordagens inovadoras, personalizadas e mais acessíveis.

Através da integração de terapias tradicionais com tecnologias digitais, terapias complementares e abordagens multidisciplinares, é possível fornecer suporte abrangente e adaptado às necessidades individuais. Empoderar os indivíduos, reduzir o estigma e envolver a família no processo de tratamento podem contribuir para resultados mais positivos e significativos. Com um foco contínuo em pesquisa, conscientização e educação, é possível criar um futuro mais inclusivo e capacitador para adultos com TDAH, permitindo que eles alcancem todo o seu potencial e vivam uma vida plena e satisfatória.



## Capítulo 31: Considerações Finais

Considerações Finais:

O tratamento do Transtorno do Déficit de Atenção e Hiperatividade (TDAH) na vida adulta é uma área em constante evolução, com avanços significativos e perspectivas promissoras para o futuro. Através do empoderamento, resiliência e abordagens inovadoras, é possível enfrentar os desafios do TDAH e criar uma vida plena e significativa.

Ao longo deste ebook, exploramos diversas facetas do TDAH na vida adulta, desde o diagnóstico e identificação, até estratégias de autogerenciamento, fortalecimento da saúde mental e emocional, relacionamentos interpessoais, superação de desafios profissionais, cuidados consigo mesmo, histórias inspiradoras e muito mais. Cada capítulo abordou aspectos importantes do TDAH e como lidar com eles para promover uma vida mais equilibrada e

satisfatória. li o

Lembramos que o TDAH é uma condição complexa, e cada ndívidu pde

Kai queAuré

vivenciar seus sintomas de maneiras únicas. Potanto, é fundamental buscar

apoio profissional especializado para o diagnóstico correto e o

desenvolvimento de um plano d tratamento adequado.

O futuro do tratamento do TDAH na vida adlta é promissor, com
avanços tecnológicos, pesuisas cintíficas contínas, abordagens
personalizadas e uma crescente conscientização sobre a importância
do suporte emocional e do empodermento ndividal.

Encorajmos cda pessoa que lê este ebook a abraçar sua jornada com
o TDAH, buscando o autoconhecimento, a autocompaixão e o apoio
necessário para enfrentar os desafios e alcançar suas metas e
realizações pessoais. Seja através de terapias tradicionais,
tecnologias digitais, terapias complementares ou abordagens
multidisciplinares, lembre-se de que você não está sozinho(a) nessa
jornada.

Através do entendimento mútuo, da empatia e do suporte da
comunidade, podemos criar um ambiente mais inclusivo e
compreensivo para todas as pessoas que vivem com o TDAH.
Juntos, podemos promover a conscientização sobre essa condição,
reduzir o estigma e proporcionar um futuro mais capacitador e pleno
para todos.

Esperamos que este ebook tenha sido uma fonte de informações
valiosas e inspiração para enfrentar o TDAH na vida adulta. Lembre-
se de que você é capaz de superar os desafios e encontrar uma vida
significativa e gratificante.

103 / 106

Com resiliência, determinação e apoio, é possível conquistar seus
objetivos e viver plenamente com o TDAH.

Nossa jornada ao longo deste ebook sobre "TDAH na Vida Adulta:
Como Lidar e Viver Plenamente" nos permitiu explorar diversas
estratégias, histórias inspiradoras e perspectivas promissoras para

enfrentar o TDAH de forma positiva e capacitadora. Cada capítulo contribuiu para compreendermos a complexidade do transtorno e como ele pode impactar a vida adulta, ao mesmo tempo que apresentou caminhos para o fortalecimento emocional, profissional e pessoal.

É importante ressaltar que, embora o TDAH possa trazer desafios, ele também oferece um mundo de possibilidades e talentos únicos. As histórias inspiradoras compartilhadas ao longo deste ebook nos mostraram que é possível transformar as dificuldades em oportunidades, e que a resiliência, o apoio e a autocompaixão são fundamentais nessa jornada.

li o

O tratamento do TDAH na vida adulta não é uma jornada soltára, e incentiva-se que cada pessoa busque apoio em sua família, amigos, profssonais de saúde e

Kai queAuré

grupos de apoio. O compartilhamento de experiências e o entendment mútuo

podem fazer uma grande diferença na qalidade de vida e no bem-estar emocional daqueles que vivm com o TDAH.

É essencial lembrar e cada pssoa é única, e o tratamento do TDAH deve ser personlizdo, considerando as ncessidades individuais e as preferências de cada um. Sej través de trapias tradicionais, atividades criativas, exercícios físicos, técncs de organização ou outras abordagens, é importante encontrar as estratégis que melhor se adequem a você e que o(a) auxiliem em seu dia a dia.

Através da educação, da conscientização e do diálogo aberto, podemos promover uma sociedade mais inclusiva, na qual as pessoas com TDAH se sintam aceitas e compreendidas. É fundamental combater o estigma associado ao transtorno e incentivar a busca por tratamento adequado, permitindo que todos tenham a oportunidade de alcançar seu potencial máximo.

Por fim, queremos reforçar que o TDAH não define quem você é, mas é parte de sua história e pode ser uma força motriz para seu crescimento pessoal. Você é capaz de superar os desafios, aproveitar suas habilidades únicas e alcançar realizações extraordinárias. Acredite em si mesmo(a), cuide-se com carinho e seja gentil consigo(a) em cada etapa do caminho.

Agradecemos sua dedicação em ler este ebook e esperamos que ele tenha sido uma fonte de inspiração e apoio em sua jornada com o TDAH na vida



adulta. Lembre-se de que a busca pelo bem-estar emocional e pela autenticidade é um processo contínuo, e estamos torcendo por seu sucesso e felicidade em todas as áreas de sua vida. Você é valioso(a) e merece uma vida plena e significativa. Viva sua jornada com confiança e coragem!

li o Kai queAuré



**Conclusão**

O Transtorno do Déficit de Atenção e Hiperatividade (TDAH) é um tipo de transtorno geralmente identificado em idade escolar. Seus sintomas de desatenção, hiperatividade e impulsividade podem ser reconhecidos no ambiente escolar e na rotina familiar durante o cumprimento de tarefas. O presente artigo tem como objetivo analisar os impactos do Transtorno de Déficit de Atenção e Hiperatividade (TDAH) na vida adulta. A partir da revisão bibliográfica sistemática de artigos publicados em repositórios acadêmicos, buscou-se analisar a persistência e impactos gerais do TDAH em adultos, o diagnóstico do TDAH na vida adulta e as intervenções em casos de TDAH em adultos.

li o Kai queAuré

106 / 106